Dental Psychology

치과 심리학

환자와의 의사소통노하우

| 정순희 |

군자출판사

저자 약력

정 순 희

심리학 석사
교육학 박사
삼육보건대학 치위생과 교수

치과 심리학
Dental Psychology

첫째판 1쇄 인쇄 | 2006년 2월 25일
첫째판 1쇄 발행 | 2006년 3월 1일
첫째판 2쇄 발행 | 2008년 8월 1일
둘째판 1쇄 발행 | 2009년 3월 1일
둘째판 2쇄 발행 | 2010년 9월 1일
둘째판 3쇄 발행 | 2018년 2월 13일

지 은 이 정순희
발 행 인 장주연
편집디자인 정은진
표지디자인 이지선
발 행 처 군자출판사(주)
등록 제 4-139호(1991. 6. 24)
본사 (110-717) **파주출판단지** 경기도 파주시 회동길 338(서패동 474-1)
전화 (031) 943-1888 팩스 (031) 955-9545
홈페이지 | www.koonja.co.kr

ISBN 978-89-6278-089-5

정가 20,000원

치과
심리학

정 순 희 지음

군자출판사

머리말

치과대학생과 치위생학을 전공하는 학생들은 면허 취득 후 전문직업인으로서 환자를 치료하고, 돌보며, 구강보건교육을 실시하는 직업적인 특수성으로 인해 환자심리와 함께 기능적인 의사소통기술이 중시되는 직업인이다. 치과 의료인의 환자 진료과정은, 치료자와 치료를 받는 사람 간의 역동적인 인간 상호작용을 통해 이루어진다. 그러므로 치과의사와 치과위생사는 인간의 이해와 환자심리를 이해해야 하며, 의사소통의 기술 습득은 필수과제라고 하겠다. 특히 치과위생사는 업무구조상 치과의사뿐만 아니라, 치과 내 다른 업무 종사자와 환자, 환자 가족 및 일반 상담자 사이에서 의사교류의 구심점 역할을 하고 있다. 치과 내의 업무 종류와 성격상, 환자는 치과의사보다 치과위생사를 통한 의사교류관계를 더 많이 나누기 때문에, 의사교류에 있어서 치과위생사의 의사소통 환류는 매우 중요하다. 이러한 의사소통기술은 환자와의 상호작용과 의사소통의 본질을 이해하고, 이에 관한 기술을 개발함으로써 갖출 수 있는 것이다. 이것이 필자가 이 책을 기술하게 된 목적이기도 하다.

필자는 이 책에서 인간에 대한 이해를 바탕으로, 환자의 심리를 헤아리고, 보살펴서, 궁극적으로 환자의 치과치료에 도움을 줄 수 있도록 내용을 기술하였다. 의사교류에 관해서는 1957년에 미국의 정신과의사인 에릭 번(Erick Berne)이 개발한 심리치료기법인 '인간행동과 교류분석' 을 중심으로 의사소통의 문제를 연구하도록 하였다. 이 프로그램은 전문가의 도움이 필요하기는 하나, 기본적으로 환자가 그 자신의 문제를 인지할 수만 있다면, 스스로의 노력여하에 따라 치료가 가능한 것이다.

완전한 구강진료를 위해 치과 의료인의 의사소통기술은 기능적이어야 한다. 또한 이처럼 중요한 의사소통능력을 환자와 가장 주도적인 커뮤니케이션을 하는 치과위생사가 잘 습득할 수 있다면, 전문직업인으로서의 능력 향상에 크게 기여한다 하겠다.

치과 의료인이 인간의 이해와 환자심리를 바탕으로 교류분석을 이해하고 적용할 수 있다면, 치과 의료인으로서의 직업적인 임무는 물론, 나아가 성공적인 삶의 기본 틀을 이룰 수 있을 것이다.

이 책으로 인해, 현재 공부하는 학생들을 비롯하여 진료일선에서 활동하고 있는 치과의사와 치과위생사들이 인간심리의 이해와 함께 의사교류분석을 통한 원활한 의사소통의 기술을 이룰 수 있으리라 믿는다. 또한 미흡한 점을 보완하여 여러 독자 여러분의 따뜻한 격려와 사랑으로 개정판이 나오게 되었다.

마지막으로 이 책이 나오기까지 권유와 기다림을 주신 군자출판사 장주연 사장님과 이윤희 선생님, 편집에 많은 애를 써주신 편집부 여러분의 노고에도 감사의 말씀을 드린다.

2009년 2월

저자 정 순 희

목 차

서론

1장 인간의 이해

2장 심리반응의 이해

3장 성격과 성격(인격)장애

4장 치과환자의 심리

목 차

7장 행동유형 진단과 분석

8장 대화분석

9장 스트로크와 동기적 관점

목 차

11장 인생태도와 OK-OK 삶

서론 심리학 개론

교육목표

1. 심리학을 이해한다.
2. 의사소통 중심에서의 치과위생사를 이해한다.

1. 심리학(Psychology)이란?

심리학은 인간의 마음을 읽기 위한 사고에서 시작한 정신현상 또는 행동을 연구하는 과학으로, '인간과 동물의 행동과 정신과정을 연구하는 학문(Morgan, King, Robinson, 1981)' 이라고 할 수 있다. 또한 심리학은 인간의 능력, 동기, 사고과정과 행동의 이해와 행동을 예측할 수 있다. 이에 학습이론에 따라 부적응행동이 있으면 그것을 교정하고 본래의 적응 행동을 촉발 · 강화시키는 것으로, 19세기 이후 자연과학의 발달과 더불어 새로운 과학적 심리학의 기초가 되었다.

심리학은 다음과 같은 두 종류로 나뉜다.

- **기초심리학** : 생리심리학, 학습심리학, 성격심리학, 발달심리학, 사회심리학, 지각심리학
- **응용심리학** : 임상심리학, 상담심리학, 교육심리학, 조직심리학

또한 새로운 심리학은 두 종류의 흐름으로 실험심리학과 정신분석학으로 대별할 수 있다. 또한, 현대사회에서는 부정심리학*과 긍정심리학**으로 구분하여 설명하는 추세이다.

*부정심리학
이미 발생된 심리적 문제에 대한 연구

**긍정심리학
좀 더 질적인 환경, 성공적인 삶을 위한 인간의 심리연구를 바탕으로 실제 삶의 행복추구에 대한 연구

- **실험심리학(experimental psychology)** : 행동이나 심리변화를 초래하게 된 조건이나 환경에 주목하여 기본적으로는 동물실험을 통하여 증거를 찾고 이를 인간행동으로 확대 적용시키려는 것으로, 행동요법(조건반사요법)*이 여기에서 시작한다.
- **정신분석학(psychoanalysis)** : 정신분석학적 접근(psychoanalytic approach)으로, 정신분석학의 창시자인 오스트리아의 프로이드(Sigmund

Freud 1856~1933)에 의해 주도되었다. 우리가 하는 행동은 그 심리와 행동을 지배하는 무의식은 수면에 잠겨 있어, 그 존재와 미치는 영향을 알기 힘들다. 행동의 주체를 개인의 personality나 사고방식에서의 현재를 현재의 문제로 보는 것이 아니고, 문제가 발생된 원인을 찾아 환자가 스스로의 통찰을 통하여 치료될 수 있도록 한다. 또한 무의식적 동기의 이해에 중점을 두는 방법으로, 시간이 많이 걸리고 전문가가 해야 하는 어려움이 있다.

*조건반사요법(conditioned reflex)
동물의 학습을 여러 각도에서 검토하여 구성한 실험심리학에 기초를 두고 있다. 학습이론에 바탕을 두고 인간의 행동을 교정하고자 하는 행동요법으로 동물의 학습을 여러 각도에서 검토하여 구성한 실험심리학에 기초를 두고 있다. 인간 심리의 기본은 동물의 실험심리에서 알게 되었다. 동물에게는 본능이라는 것이 있는데, 이는 태어날 때 가지고 태어난 행동의 형으로 간주된다. 본능은 하등 동물에게는 순수한 형태로 나타나지만, 고등동물에게는 적응 행동의 토대가 된다.

2. 환자 심리를 위한 치과위생사의 역할

(1) 환자 심리에 대한 이해

행동과 사람 심리의 움직임은 어떤 규칙에 의한 대응으로 나타나지 않고 다양한 심리상태에서 복잡한 반응으로 나타나며, 인간의 마음은 환경과 상황에 따라 변한다. 특히 환자의 심리특성은 같은 조건에서 같은 진료를 해도 환자 개개의 특성에 따라 반응이 다양하다. 예를 들어 치과 치료에 있어 불안 공포심이 많은 환자의 경우 국소마취를 했을 때 쉽게 shock에 빠질 수 있다.

치과위생사는 이상심리를 반영하는 환자의 행동을 이해하고 불안이나 공포심을 주지 않아야 한다. 또한 환자의 정서적 문제에 말려드는 일 없이 편안한 상태에서 환자가 치과 치료를 받을 수 있게 하는 것은 치위생사의 중요한 과제이다.

환자는 진료실에 들어오기 전 · 후의 심리 반응이 다르다. 환자들은 진료 상황에 따라 그에 맞는 행동을 하고자 한다. 이는 자율신경계에 의해 일어나며 이를 적응 행동이라고 한다. 적응이란 자율신경계를 통하여 외계에 반응하는 현상으로, 감정의 움직임이 신경계통을 움직이면서 이를 통해 개체가 환경에 적응하는 것이다.

시대에 따라 인간의 사고방식과 행동양식이 달라지며, 사고의 차이에서 오는 심리적 스트레스가 삶의 전반에 미치는 영향은 매우 크다. 치과 치료를 원활히 하기 위해서는 환자 개개인의 행동양식을 이해해야 하며, 대응에 있어서 환자 상황에 대한 이해는 필수 요건임을 알아야 할 것이다. 복잡한 현대사회에서 환자의 심리를 배제한 치과 진료는 효과적인 환자 교육 및 치과 치료라고 할 수 없다. 환자는 치료자의 행동, 언어 등에 매우 민감하다. 이에 치료자가 환자의 심리를 알고 적용한다면 환자와 치료자 간에 좋은 관계를 형성할 수 있다.

(2) 포괄적인 진료를 위한 환자와의 의사소통에 대한 인식

치과 진료에 있어서 환자와의 의사소통은 매우 중요하다. 의사소통은 환자심리와 밀접하게 관련되어 있다. 통증에 대한 불안감, 치료과정, 치료결과 등에 대한 환자의 이해는 환자 개개인의 사고에 따라 각각 다르다. 이에 치과의료진이 선입견을 갖고 환자를 만나면 환자를 불편하게 할 수 있으며, 완전한 진료가 될 수 없을 것이다. 특히 치과위생사는 환자에게 심리적 대응을 할 수 있도록 노력하여 적절한 의사소통을 통하여 완전한 치료가 되도록 해야 할 것이다.

단순한 친절과 심리적인 대응 간의 차이는 분명하다. 최근에는 환자 대기실, 치료실의 분위기는 물론 아로마 치료(aroma-therapy)를 통한 환자의 심리적 안정을 고려하는 시대가 되었다. 이에 환자의 마음을 정확히 알고 치과의료진의 의견을 잘 전달하는 것은 완전한 진료를 가능하게 하는 핵심으로, 환자와의 라포(rapport)*를 형성하는 기본이라 할 수 있다.

*라포(rapport)

라포(rapport)는 양호한 신뢰관계, 원활한 의사소통을 의미한다. 환자의 치료자에 대한 신뢰이며, 치료자의 확신에 의한 감정이입이 성공적으로 심리 치료를 할 수 있게 한다. 라포가 형성되면 간이 정신요법의 효과 또한 높아진다.

언어적 · 비언어적 의사소통을 통하여 라포가 형성되어야 환자교육을 포함한 완전한 진료를 기대할 수 있으며, 간이 정신요법**의 기초가 될 수 있을 것이다. 마음이 통한다는 것은 의사소통이 훌륭하게 이루어지는 것을 의미한다. 의사소통은 언어적(verbal)인 것과 비언어적인(nonverbal) 것으로 구분하며, 때로는 비언어적 요소가 환자에게 강한 영향력을 줄 수도 있다. 치과에서 언어전달의 중심체계에 서 있는 치과위생사에게 환자를 위한 의사소통의 연구는 필수과제라고 하겠다.

**간이 정신요법(brief psychotherapy)

단기적인 심리요법으로 설명할 수 있으며, 정신적 · 정서적 장애를 가진 환자에 대하여 언어적 · 비언어적 의사소통(communication)을 통하여 치료하는 방법이다. 심신증에서는 면접치료(심리의 연구방법 중의 하나임)가 기본이며, 치과의료진은 공감을 갖고 경청, 수용하며 검사결과를 갖고 설득, 재학습시킴으로써 환자와 치과위생사와의 라포의 출발을 기대할 수 있다.
심리학의 연구방법으로 ① 실험법 ② 관찰법 ③ 조사법(면접법, 검사법) ④ 사례연구(임상방법) 등을 예로 들 수 있으며, 이는 상호보완적으로 필요에 따라 협조체제의 방법으로 사용하고 있다.

(3) 치과 진료에 대한 환자의 심리 반응 인식

치과를 방문하고 진료실에 불려 들어가 치료의자에 앉을 때까지, 환자의 마음은 빠르게 움직여 신체 내부에서는 불안에 대한 자율신경 내분비 기능이 활동하기 시작한다. 불안이 오랜 시간 지속되어 공포가 현실적으로 과잉방어반응의 형태로 나타나며 인체에 문제가 생길 수 있다.

이에 치과위생사는 근본적인 인간의 이해를 시작으로 환자의 심리문제는 물론 이에 대처할 수 있는 의사소통의 문제를 인지해야 한다. 임상에서 완전한 치과 진료를 위한 치과위생사로서의 업무는 물론, 개인 또는 집단 구강보건교육 등 치과위생사 업무의 완성을 기대할 수 있다. 또한, 좀더 나은 인간관계로 인한 풍요한 생활을 영위할 수 있을 것을 기대한다.

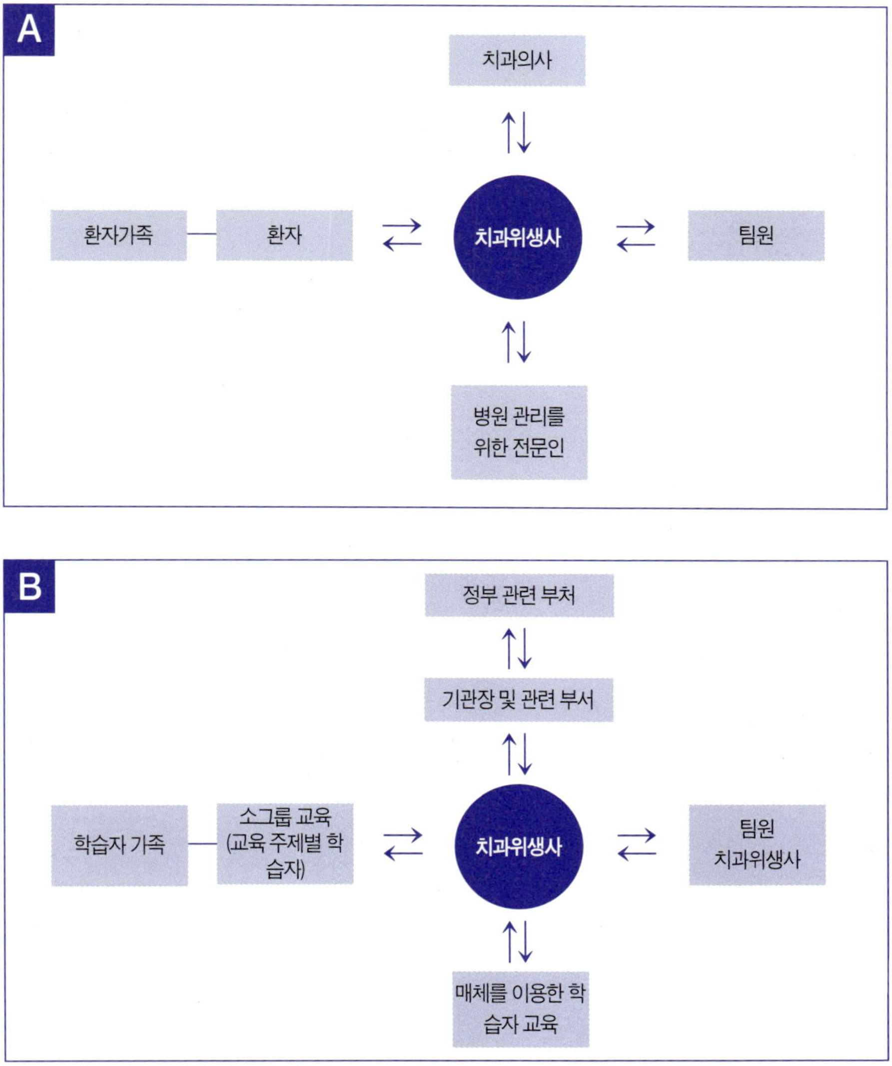

치과위생사 의사소통관계 구조(A : 임상 중심 치과위생사 B : 교육 중심 치과위생사)

(4) 치과위생사는 '감정노동자' 라는 사실 이해

감정노동자란 다른 사람의 감정을 위해 자신의 감정을 규제 및 조절해야 하는 직종에 근무하는 직업군을 말한다. 치과위생사는 환자의 완전한 진료를 위하여 치과 전반의 이론 및 실기과정을 익혀야 함은 물론, 환자의 정신적 · 심리적 접근을 해야 하는 직업이다. 감정노동이 과중하면 그 현상으로 약자에게 공격성을 드러내는 것으로 나타날 수 있다. 가면(假面)우울증*이나, 자신이 타인이 된 것 같은 이인화(異人化)현상도 겪는다. 일반적 증상으로 자기 존중심이 사라지며, 자신이 못나서 이런 곳에서 일한다는 자기 비하가 특징으로 나타난다. 심한 경우 억눌린 감정을 풀지 못해 나타나는 일종의 화병을 얻게 된다. 또한 의욕상실로 인한 심신의 피로, 소화불량, 불면증, 과민성 대장증후군과 같은 심인성(心因性)질환이 나타난다.

심인성 질환에 대한 개인 차원의 대처기법으로는, 우종민 교수(인제대학교 의대 백병원)가 권하는 ① 적응하기 ② 일과 나와의 분리 ③ 혼잣말의 인지적(認知的) 기법 ④ 분노 조절훈련 ⑤ 생각 멈추기 등이 있다.

가면(假面)우울증(masked depression)

기분이 우울해지는 등의 정서적 문제가, 머리가 무겁고 어깨 저림, 가슴이 두근거림, 불면 등의 신체적인 증상으로 나타나는 현상을 말한다(연소자보다 고령자에게 많음).

01 인간의 이해

교육목표

1. 인간의 기본 감정을 이해한다.
2. 인간의 심리반응을 이해한다.

◈ 인간에 대한 이해를 위한 기본

치과위생사는 치과의사와 치과 환자, 구강보건 교육대상자의 중심에서 일하는 전문 직종으로 인간의 이해를 위한 심리과정의 기본을 알아야 한다. 그 기본 가정은 다음과 같다.

1) 인간행동의 근원은 일상생활의 과정에서 찾을 수 있다. 일상생활이 성격구조 및 상황적 요인에 의해 인간의 행동이 결정된다고 말할 수 있다.
2) 인간의 심리적인 기능들은 가변적이어서 생활환경이나 경험에 따라 행동은 변화된다.
3) 인간은 내적 · 외적 자극에 반응하여 자극에 적극적인 대처를 한다. 또한 내적 · 외적 자극과 자신의 요구에 따라 환경을 개선한다.
4) 모든 인간은 개성(uniqueness)이 있으므로 개별적 차원으로 이해해야 한다.
5) 인간의 행동은 동기화(motivate)되고 목적지향적이다. 행동은 보다 성숙되고 효율적인 방향으로 조정된다. 개인적인 요구는 개인의 자아와 가치관에 따라 조정된다.
6) 인간의 모든 행동은 적응적이다. 또한 스트레스에 직면했을 때는 문제 해결적이며, 성장 · 지향적이다.
7) 인간의 요구는 다양하고, 상황에 따라 요구의 비중, 충족되는 정도가 다르다. 요구는 박탈, 상실과 같은 내적 상태 또는 환경적 자극에 의해 유발된다.
8) 성격은 유형화된 계열에 따라 발달하고, 발달은 시기에 따라 심리적 성장속도에 따라 차이가 있으나 일생동안 지속된다고 본다.
9) 인간은 생물학적이고 사회존재뿐 아니라 심리적 존재이다. 그러므로 여러 체계와 상이한 체계 간의 상호작용을 이해해야 한다.

완전한 치과진료를 위하여 인간의 기본 가정을 이해해야 함은 필수요건으로 인간의 기능과 장애에 처한 개념체계의 기본 가정은 ① 동기적 관점 ② 구조적 관점 ③ 발달적 관점 ④ 적응적 관점 ⑤ 생태학적 관점 ⑥ 신경생리학적 관점으로 구분한다.

1. 동기적 관점(motive view-point)

동기(motivation)는 이루고자 하는 성취의 욕구를 위해 이에 상응하는 행동을 하도록 유도되는 상태라 할 수 있다. 동기와 인간의 본능과 욕구의 개념을 구분할 필요가 있다. 동기에 대한 이해는 인간심리 이해의 기본이라 할 수 있으며, 생리적 동기, 사회적 동기로 크게 구분할 수 있다. 일차적 동기는 생물학적 요구와 관련, 생존과 안전에 관련된 것이며, 이차적 동기는 학습 및 성숙을 통해 획득되는 동기로써, 이와 같은 상태를 긴장상태라고 한다. 각성동인(arouse drive)을 충족할 수 있는 목표달성이 되면 긴장이 감소된 긴장해소체계(tension-reduction scheme)가 된다. 풍족에 목적을 두고 긴장을 증가시키는 자극을 추구하는 동기로써 환경을 조성하려는 노력 등이 해당된다. 자기실현을 이룩한 사람은 창의적이고 자율성이 높으며 자기실현요구*는 위계상 최상위에 있다.

*요구의 위계(maslow 제시)

- 배고픔, 갈증, 고통의 회피 등 생리적 요구
- 안전요구
- 애정, 순응, 동일시와 같은 소속감, 사랑의 요구
- 위신, 자존심(자존의 요구)
- 자아실현의 요구

또한, 프로이드(Freud)는 동기적 관점을 역동적인 무의식의 개념으로 해석하여 어떤 요구나, 현재의 상황을 언어로 표현할 수 없는 연령의 영아나 아동이라 하더라도 고통이나 갈등을 겪으면 이를 의식하게 된다고 설명하고 있다. 그러나 모두 다 의식하는 것은 아니고 억압, 즉 무의식 또는 전의식의 상태로 존재한다. 이와 같이 억압 등의 형태로 있던 세계가 현실적인 단서나 경험에 직면하면 강한 동기력을 갖는다. 프로이드는 억압된 사상요구가 실언*(slips of the tongue) 또는 꿈을 통해 나타날 수 있다고 주장하고 있다. 이와 같은 현상은 전의식** 또는 무의식***의 상태라 할 수 있다.

이처럼 의식하고 있는 세계가 아니라 하더라도, 모두가 무의미하고 위험한 충동이라 말할 수 없다. 스위스의 심리학자 칼 구스타브 융(Carl Gustav Jung,

*실언(freudian slip)
개개인의 행동 양식이 우연히 발생되는 것이 아니고 무의식 세계 속에 있는 억압된 갈등의 단서라고 해석 실수(parapraxis)로 본다.

**전의식(preconscious)상태
의식도 무의식도 아닌 상태로 볼 수 있다.

***무의식(unconscious)상태
의식하지 못하는 상태로 볼 수 있다.

1875~1961)은 창조적인 무의식을 강조하여, 무의식 자료가 창조적 · 예술적 아이디어의 원천이 될 수 있다고 했다. 융에 의한 개별화(individuation)에 대한 설명으로, 기능적인 사람은 무의식 자료에 접근해서 잠재적 능력을 실현할 수 있는 사람으로 보고 있다. 그러나 이러한 일련의 과정은 동기화되어야 가능한 일이라고 할 수 있다. 동기화되는 과정에서 갈등***을 겪게 되므로, 감정과 동기를 구분하기는 어렵다. 감정상태는 동기화된 행동의 결과, 또는 감정을 동기로 볼 수도 있으며, 동기에 부수적인 것으로 볼 수도 있기 때문이다.

***동기적 행동에서의 갈등
- 접근-접근 갈등 : 여러 개의 목표들 중 하나 혹은 둘의 목표는 달성되나, 나머지 목표를 달성할 수 없을 때이며, 목표들의 비중이 비슷할수록 갈등이 크다.
- 회피-회피 갈등 : 두 목표를 다 선택할 수 없으나 어느 항목을 반드시 선택해야 하는 경우를 말한다.
- 접근-회피 갈등 : 가장 불쾌하고 보편적인 갈등으로, 하나의 목표에 부정적인 측면과 긍정적인 측면이 함께 있을 경우를 말한다.

뉴질랜드의 심리학자 윌리엄스 박사(J.C.P.Williams)는 인간의 사고와 행동이 본능에 의한 것이지만 학습이나 경험에 의해 달라진다고 했으며, 생물학적인 동기란 정서에 의해 확대되는 범위 내에서 동기적인 강도를 지닌다고 했다. 배고프면 음식을 찾는다. 그러나 심한 기아상태에서는 불안을 수반하며, 광적으로 음식을 추구하는 확대 현상이 나타난다.

2. 성격 구조적 관점(structure, viewpoint)

성격 구조는 내적 충동행동(스스로 느끼는 것에 대한 반응)과 외적 자극행동(외부로부터 오는 자극에 대한 반응)을 중개하고 있다. 여러 개의 선택조건에서 한 가지를 선택할 수 있는 능력과 선택하게 하는 근거를 제공한다.

아동의 행동은 즉각 · 반응적이고, 충족 지향적이며, 산만하여 다향성이 한정되어 있다. 반면에 성인의 행동은 조정적 · 조직적이고, 충족을 지연할 수 있으며, 장기적 목적 및 가치 지향적이다. 또한 도덕적 가치에 의존하고 계획 · 자기 통제적이다.

아동에서 성인으로의 진행은 자아 및 자아 관련 구조 발달을 의미한다. 자아(ego)란 행동 조절을 하는 중요한 능력 또는 기능으로, 성격의 핵심을 구성하고 있는 경험된 자기정체성(identity)으로 가치 등의 발달에 의하며, 상호의존적이다. 프로이드(Freud)에 의하면 자아(ego)란 원초적 · 생물학적 동인인 이드(Id)와 현실적 제약 간의 갈등에서 비롯되며 개인의 본능적 충동의 원천인 이드(Id)는 즉각적 만족을 추구한다. 유아의 행동은 쾌락과 고통의 원리(pleasure-pain principle)에 의해 지배되고, 주로 자극과 관련되어 있다. 또한 수동적이고 무력한 상태(intolerable)이며, 참을성이 없다. 이와 같이 아동의 행동은 '쾌감원리(pleasure principle)-현실원리(reality principle)' 에 의해 통제된다.

유아기의 외상경험(traumatic experience)에 의한 심리적 상처는 합리적인 문제해결을 어렵게 만들고, 이상행동을 유발하는 핵심적 원인이 될 수 있다. 미국의 심리학자 로저스(Carl R. Rogers, 1902~1987)는 자기 체계의 중요한 부분을 이상적 자아(ideal-self), 또는 자아이상(ego-idea)이라 했으며, 인간은 자기 자신이 어떤 특징이 있다고 생각하며, 또한 자신이 동경하는 상이 있다고 했다.

성격구조의 또 다른 부분인 양심(conscience)은 도덕적으로 옳고 그른 것을 판단하는 도덕적 가치로써 초자아(super ego)의 강요적인 힘과 자신이 선택한 가치를 포함하는 통합적 개념이다. 프로이드의 구조적 성격이론에서 일부는 무의식, 일부는 의식적인 초자아로 사회적 제약과 금지를 내면화한 표상이라 설명하고 있다.

자아(ego)는 비도덕적 동기의 원인과 사회적 금기 간의 필연적 갈등을 조정한다. 필연적 갈등을 비효율적으로 해결한 결과, 불안과 죄책감은 성격 구조 중 가장 늦게 발달하고, 동일시를 통해 금지를 내면화하는 과정을 통해 형성한다. 이는 한 인간을 설명할 수 있는 자기정체성(identity)이 됨을 의미하기도 한다. 자기정체성(identity)이란 개인의 생활, 이상 등으로 나타나며, 과거와 현재가 연결되어 형성하는 것이다.

3. 발달적 관점(development view point)

아동기의 단순한 요구, 감정, 행동이 성인과 같이 복잡한 상태로 발달한다. 발달이론의 3가지 유형은 다음과 같다.

(1) 환경의 영향

심리와 행동은 자극과 강화를 통해 수정되며 발달된다는 것으로, 인간과 동물에게 동일한 학습원리가 작용한다.

(2) 앞선 단계의 발달에 의존

일련의 계열적 단계를 거치는 것으로 발달단계는 앞선 단계의 발달에 의존한다고 보는 관점이다. 스위스의 심리학자 피아제(Jean Piaget, 1896~1980)는 인지발달이론에, 프로이드(Freud)는 성욕발달에 초점을 맞추고 있으며, 독일의 심리학자 에릭슨(Erik Erikson, 1902~1994)은 사회적 발달에 영향을 받는다고 주장하였다.

1) 피아제(Piaget)의 인지 발달 이론

피아제(Jean Piaget, 1896~1980)는 인간의 생리적 과정이 평형상태를 유지해야 하는 것처럼 지적인 가정 또한 평형상태가 이루어져야 한다고 했다. 피아제는 이 기본적 경향성에는 동화와 조절이라는 두 개의 상호보완적 과정이 있는데, 동화(assimilation)란 환경 속에 포함되어 있는 여러 가지 요인들을 이미 학습되어 있는 인지구조에 의하여 이해 · 해석하는 과정이며, 조절(accommodation)은 새로운 경험을 통하여 외부에 대하여 이미 갖고 있던 개념을 수정하거나 반응양식을 변화시키는 과정으로 설명하였다. 어린이는 환경 속에 포함되어 있는 사상에 대하여, 자신이 갖고 있는 인지구조에 의해 인지하고, 경험에 의하여 인지 구조를 적절히 조절하기도 하는 것으로 보는 것이다.

피아제는 인지 구조가 동화와 조절을 거치면서 변화되고 정교해지는 것으로 보고, 다음과 같이 구분하고 있다.

제1기 감각 운동기(sensory motor period)

감각 운동기는 출생으로부터 2세에 이르기까지의 시기이며 바랄의 최초 단계이다. 반사를 기초로 하여 감각운동기적인 행동이 단계별로 발달한다. Piaget는 이 시기를 다시 6단계로 계분화하고 있다.

제2기 구체적 조작기(concrete operation period)

감각운동기 다음 인지발달의 제2기는 구체적 조작기로 이 시기는 추상적 사고와 행동은 물론 직관적이고 구체적인 사고를 할 수 있는 시기이다.

제3기 형식적 조작기(formal operational period)

형식적 조작기는 11세 이후의 시기로서 직관적이고 구체적으로 지각된 실제의 대상에 대한 사고가 논리적 추상적 추론이 가능해진다. 즉 인지발달의 최종단계로 종합적 사고와 언어적 사고는 물론 과학적 추리도 가능할 수 있다.

2) 프로이드(Freud)의 성격발달 이론

프로이드(Sigmund Freud, 1856~1939)의 이론은 인생의 초기 경험을 강조함으로써 유아교육의 중요성을 일깨워주었으며, 행동의 무의식적 결정요인을 강조함으로써 성적 연구의 새로운 측면을 보여주었다. 그러나 인간의 본능을 지나치게 강조하여 성격장애를 일으킨 사람들의 회복가능성에 지나치게 비판적 견해라는 지적을 받고 있다. 프로이드는 성격발달을 구강기(oral stage), 항문기(anal stage), 남근기(phallic stage), 잠복기(latent stage), 생식기(genital stage)로 구분하여 설명하고 있다.

3) 에릭슨(Erikson)의 심리 · 사회적 성격발달 이론

에릭슨(Erik Erikson, 1902~1979)은 개인 스스로의 자아나 의식적 자아의 활동을 통해 정체감을 형성한다고 믿었고, 정체감에 관심이 많았던 학자이다. 그는 프로이드와는 달리 사회 속에서 맺게 되는 사회적 관계에 따라 일생을 8단계로 나누고 각 발달단계는 상호관련성이 있다고 했다.

에릭슨의 발달이론을 심리 · 사회적 성격발달 이론이라고 부른다. 각 발달단계상에는 발달에 대한 결정적인 시기(critical period)가 있는데, 각 단계별로 인간이 겪을 수 밖에 없는 위기를 양 극으로 설명하고 있다.

- **1단계** : 신뢰감 대 불신감(basic trust vs. basic mistrust) (주요관계 - 어머니)
- **2단계** : 자율성 대 수치 · 회의감(autonomy vs. shame and doubt) (주요관계 - 아버지)
- **3단계** : 주도성 대 죄의식(initiative vs. guilt) (주요관계 - 가족)
- **4단계** : 근면성, 성취감 대 열등감(industry vs. inferiority) (주요관계 - 학교생활)
- **5단계** : 자아정체감 대 역할 혼미(egoidentity vs. role confusion) (주요관계 - 또래집단)
- **6단계** : 친근감 대 고립감(intimacy vs. isolation) (주요관계 - 이성문제)
- **7단계** : 생산성 대 침체성(generative vs. stagnation) (주요관계 - 배우자)
- **8단계** : 자아통합 대 절망감(ego integrity vs. despair) (주요관계 - 기타, 복합관계)

(3) 고전적 정신분열이론

고전적 정신분열이론(classical schizophrenia theraphy)은 본능적 욕구의 발달은 물론, 갈등의 보편성과 갈등을 해소하기 위한 행동지침과 갈등 대처를 위한 성격구조 발달에 초점을 두고 있다.

발달과정은 낮은 단계의 기능에서 높은 단계의 기능으로 이행하는 필연적 과정이며, 원시적 · 기능적으로 독립된 행동에서 분화되어 통합된 체계로 발전한다. 발달이론이 임상심리에서 중요한 이유는 다음과 같다.

1) 성격이론

정신병리 및 개념의 근거로서 발달과정상의 심리적 성장과 이탈을 이해해야 하며, 환자의 성격적 문제에 어떻게 대응할 것인지에 대해 발달적 관점에서의 이해가 필요하다.

2) 임상적 기법

임상적 기법은 환자 발달 수준에 적합해야 한다. 예를 들어 아동은 언어를 이해하지 못하므로 유희 기법을 사용해야 한다.

3) 성장을 촉진 또는 저해하는 조건에 관한 발달적 지식

이것은 정서장애의 예방에 중요하다. 유아는 생리적 요구 충족뿐만 아니라 어느 정도의 자극이 필요하며, 이 시기의 자극 박탈은 장기적으로 행동적 · 신경학적 결함을 초래할 수도 있다. 자극적 여건을 풍부하게 함으로써 뇌의 화학적 변화와 학습을 촉진시킬 수 있으나, 자극박탈은 심각한 무감동, 우울증 등 인간관계 형성에 문제를 만들 수 있다.

4. 적응적 관점(accommodation view point)

인간은 발달과정에서 많은 위기와 스트레스에 노출되면서 구조적 · 기능적 변화를 통해 성장한다. 스트레스의 원인은 생리적 · 심리적 · 사회적 조건일 수도 있고, 신체적 · 성격적 · 사회적 통합에 위협이 될 수도 있다. 스트레스는 어떤 상황에서 개인의 동기가 강하지만, 질병, 외상, 심한 운동 및 생리적 스트레스는 뇌하수체 호르몬체계를 활성화하는 면이 있다. 부신(adrenal)의 활성화 정도는 생리적 스트레스와 심리적 스트레스의 중요한 지표가 된다.

신체에 직접 작용하지 않은 심리적 조건에도 생리적 스트레스와 동일하게 활성화된다. 동기가 강한 경우(다른 상황이 강한 스트레스 원인)의 예를 들면 강력한 경쟁적 자극, 즉 과잉흥분, 분명한 위협, 원시적 충동의 통제, 자기실현을 위한 새로운 목표 달성, 자존감의 위협, 자신에 대한 평가적 위협, 지위와 사랑의 상실에 대한 위협, 거절감이나 무가치감 등이다.

적응적 관점에서 볼 때 스트레스의 해결을 위한 기제 중에서 방어기제는 개인을 보호하는 동시에 제한하기도 한다. 방어기제가 성공적인 경우는 갈등, 스트레스를 적절히 처리하는 기능적인 사람이며, 방어행동을 지나치게 사용하는 경우는 현실적인 상황적응이 안 되는 사람으로 볼 수 있다. 또한 방어가 없다는 것은 무능, 무력 또는 자기실현을 충분히 달성한 사람이다.

대응기제와 방어기제는 자아발달에서 비롯되는 것으로, 개인의 성격적 적응과 정신병리를 이해하기 위해서는 대응기제(correspondence mechanism)와 방어기제(defense mechanism)를 이해해야 한다.

1) 대응기제

대응기제(correspondence mechanism)는 성장지향적이고 효율적인 기능과 관련하여 위험에 처하면 피하거나 적극적인 행동으로 해결한다.

대응기제와 방어기제는 자아의 기능과 동일한 개념화이다. 대응기제는 스스로 의식하므로 의도적으로 통제가 가능하지만, 방어기제는 스스로 의식하지 못한 상태에서 자동으로 나타난다.

2) 방어기제

방어기제(defense mechanism)는 프로이드가 처음 논의한 것으로 불안, 갈등, 스트레스, 욕구좌절의 형태이거나 다른 위협을 피하는 특수한 심리적인 방식인 억압, 거부, 고립, 반동행동, 투사, 공격자에 대한 동일시, 승화 등의 형태로 나타난다.

방어기제는 간접적으로 불완전해도 자존감을 보호하고, 욕구를 어느 정도 충족한다. 그러나 결정된 형태의 방어는 정신병리적인 증상일 수도 있다.

기타 적응적 관점에서의 인간행동 대응 중에서 방어기제의 방법을 다음과 같이 설명할 수 있다.

- **억압** : 방어기제의 가장 많은 형태로, 프로이드는 억압(repression)을 기본적 방어기제이며, 모든 방어기제의 원형이라고 했다. 억압은 동기화된 망각으로 욕구와 관련된 사고를 의식하거나 기억하지 못하도록 차단한다. 억압은 기억상실증을 포함한 신경증의 근원이다. 그래서 정신분석학에서는 억압된 자료를 의식화시키는 것이 일차적 목표라 할 수 있다.
- **거부(또는 부정)** : 자신에게 있었던 경험을 인정하지 않는 상태를 거부(또는 부정, denial)라고 말한다.
- **고립** : 고립(isolation)은 욕구 및 감정과 사고를 분리시키는 기제로, 정서적

인 요소를 최소화하고 지적 · 논리적 요소를 지나치게 강조하는 주지화(intellec-tualization)와 관련된다.

- **반동행동** : 반동행동(reaction formation)은 받아들일 수 없는 욕구 또는 감정과 상반된 행동의 형태로 나타난다.
- **투사** : 투사(projection)란 자신이 수용할 수 없는 동기를 부정, 그 동기를 다른 사람에게 귀인시키려는 기제이다. 자신이 어떤 사람을 미워하면서 오히려 그 사람이 자신을 미워한다고 생각하며, 자신이 수용할 수 없는 충동에 대한 회피, 다른 사람에 대한 부정적 감정이나 행동을 정당화시키는 방법이다.
- **퇴행** : 퇴행(regression)은 어렵고 힘든 문제가 발생되었을 때 과거의 행동으로 되돌아가 고착(fixation)되었던 아동기의 행동으로 문제를 해결하는 것을 말한다. 불안을 해소하기도 하고, 무의식적인 갈등을 회피할 수 있는 행동이다.
- **공격자에 대한 동일시** : 동일시(identification)의 방어기제는 아동기에 나타나는 정상적인 동일시의 변형으로, 자신과 위협적인 인물을 동일시함으로써 그 사람으로부터 위험을 감소시키거나, 같은 신분이 되기를 꿈꾼다. 정신분석학에서는 강력한 정서적 애착을 가지고 있는 사람의 행동을 따라하는 것으로 설명한다.
- **승화** : 승화(sublimation)는 자신이 수용할 수 없는 욕구나 감정 표현을 수용할 수 있는 방식으로 전환시킨다. 사회적으로 잘 수용될 수 있는 기제이며, 가장 정상적이고 적응적인 행동의 바탕이다.

5. 생태학적 관점(ecology-view point)

정신건강에 대한 생태학적 접근은 아직 초기 단계이다. 그러나 사회적 임상심리학(social-clinical psychology)의 중요성이 증가되어 가고 있는 추세이며, 이를 다음과 같이 분류할 수 있다.

(1) 사회역학연구

사회역학연구(social epidemiological study)는 정신질환, 범죄, 자살 등 사회문제에 대한 연구이며, 지역에 따라 특정문제 분포가 다를 수 있다.

예를 들어, 정신분열증(schizophrenia), 정신이상(psychosis) 등은 도시 중심가에서 더 많이 발병되며, 사회경제적 계층이 낮을수록 발병율이 높다. 이는 상호의존되어 나타나는 증상이므로, 상호의존성을 유기체와 환경적인 자원의 연동체계로 설명할 수 있다. 사회기관 역시 균형을 유지 혹은 파괴하는 생태계로 볼 수 있으므로, 인간의 생태계도 상호의존성의 존재라 하겠다.

(2) 환경 심리학

환경심리학(environmental psychology)은 다른 행동과학과 더불어 물리적인 환경의 영향을 강조하고 있다. 생태학적 관점을 주장하는 환경심리학자들은 기후, 지리조건, 생활공간 활용 등을 이용한 심리적 기능과 심리적 안정의 영향에 관하여 연구한다. 환경심리학자들은 심리적 기능과 행복을 위하여 사회적 노력의 중요성을 강조하고 있다.

(3) 사회적 환경의 중요성

사회적 환경의 중요성은 생리-사회적(bio-social) 관점이나, 심리-사회적 및 물리적 측면에서 직접적인 생활공간의 의의를 강조하고 있다. 또한, 사회적인 생활환경은 개인의 행동결정에 중요한 강요적 성질(demanding quality)로서 작용한다.

6. 신경생리학적 관점(neurophysiological view point)

신경생리학자들은 모든 사고장애는 뇌의 신경학적 기능과 관련이 있다고 지적하고, 또한 인간의 뇌는 120억 개의 신경세포로 이루어진 복잡한 구조물로 되어 있으므로, 인간의 행동이나 정신 활동의 관계를 신경계통을 통하여 규명하려 한다. 그러므로 사고장애에 대한 심리학적 접근은 무의미하며, 신경학적 연구로 설명해야 한다고 강조한다.

신경 생리학은 감각기관이나 신경세포를 자극하여 인간의 심리 과정(공포, 기쁨, 반응행동, 정서반응 등)을 알아내고자 하는 것으로 호르몬, 내분비계도 인간의 행동과 관계되어 있다고 본다. 그러나 이러한 방식의 설명은 심리적인 관점을 놓칠 수 있기 때문에 주의를 요한다.

02 심리반응의 이해

교육목표

1. 환자의 심리기능장애의 핵심을 이해한다.
2. 오퍼란트 기법을 이해한다.
3. 정신병적 심리를 이해한다.

◈ 심리반응의 이해

심리반응의 이해는 대인관계에서의 기본으로 성공적인 삶을 위한 기본이다. 대인관계를 위한 심리적 · 사회적 욕구 등에서 상대방으로부터 끊임없이 움직이고 있는 마음, 일반적 심리반응에 대한 이해가 필요하다. 일반 심리반응은 욕구가 채워지면 쾌감을 느끼고, 욕구가 만족되지 않으면 불쾌감을 느끼는데, 이를 심리활동이라 한다.

불쾌감이 지나치게 되면 화가 나고, 이는 행동으로 발전된다. 쾌 · 불쾌한 마음이나 화(火)의 마음 등 상황에 따른 행동은 동물의 뇌에서 태어날 때부터 있었던 피질의 움직임에 의해 무의식적으로 나타나는 것으로, 이와 같은 마음의 움직임을 정동(emotion)이라고 한다. 교감신경(sympathetic nerve)의 자극은 전투적이며, 부교감신경(parasympathetic)은 평화를 조성한다. 교감 · 부교감의 긴장상태, 기능항진으로 불안, 긴장, 초조, 화남, 공격성의 감정변화를 보인다. 자극을 받으면 신체변화가 오고, 이것이 인지 · 자각되었을 때 감정이 체험되는 것이다. 즉 자극에 의한 신체반응은 신경계가 개입한 결과이다. 따라서 신경증, 심신증은 전신적으로 복잡하고 다양한 증상을 나타낸다.

환자의 심리반응의 이해를 위한 핵심으로 정서불안을 들 수 있다. 정서에 관한 최고 이론은 미국의 심리학자 윌리암(William James)에 의해 제안되었으며, 그는 정서가 연속적 관계에 의해 다음과 같이 일어난다고 설명했다. ① 정서 자극의 존재 ② 자극의 지각에 의한 신체변화(자율신경계 각성) ③ 신체적 변화에 의한 정서(공포, 불안등)경험 등이다.

>> **정서불안(anxiety)** : 정서불안이란 성격의 통합으로 개인적인 가치나 생명의 위협이 되는 단서에 의해 야기되는 염려로써, 불안이 강하면 관망하는 시간이 짧고 즉각적인 행동을 취한다. 정서도 동기와 같이 행동방향과 강도를 결정하는 요인이 된다.

불안의 반응은 가벼운 민감상태에서 공항발작(panic attack)까지 정도가 다양하다. 가장 낮은 수준의 불안은 반응이 예민하고, 적응행동을 촉진한다. 정도가 작은 불안은 주의를 기울이게 만들어 수행능력을 촉진하게 하지만, 강한 불안은 활동을 불가능하게 하며 공황행동(panic behavior)까지도 유발할 수 있다.

> **신호불안(Signal anxiety)** : 프로이드의 불안이론에서 본 불안의 신호와 증상이 외적인 스트레스나 갈등에 의한 위협에 대응하기 위해 유연성과 적응력을 제한하나, 그 본질은 더 높은 불안 유발을 방지하려는 노력이다. 그러나 고정적 방어 기제를 과도하게 사용하는 것은 신경증적 증상으로 설명할 수 있다.

정신분석이론에서 불안이란 무력한 유아기, 초기경험에서 비롯되며, 불안과 관련된 다른 부적감정(negative effect)으로 우울감정, 수치심 등이 나타난다.

우울감정은 무가치감, 무력감, 목적의식 상실, 생활 흥미 상실의 심리상태이며, 수치심은 개인의 목적이나 이상에 도달하지 못했을 때 자신이 경멸받게 될 것이라고 느끼는 감정이다.

이와 같은 정서는 의식적인 경험으로 긴장, 두려움, 불안상태가 되어 신체적인 변화인 근육 긴장, 호흡의 불규칙 등 복잡한 생리적인 기제가 작용한다.

정서적인 경험과 생리적인 상태는 공존하지만, 상이한 방식으로 관련될 수 있다. 인간의 감정상태는 생리적인 변화를 통해 감지하고 측정할 수 있다. 지속적인 강한 정서는 회복 불가능한 정도의 생리적인 변화를 야기할 수도 있다. 이러한 생리적인 변화를 정신 신체장애(psychosomatic-disease)라고 하며, 정신과 연결치료가 필요하다.

> **정신과 연결치료(liaison psychiatry)** : 심리적으로 경계선증례(border line case)나 이상성이 있는 환자를 정신과 전문의와 함께 협력하여 치료를 해나가는 방법으로, 때에 따라 환자치료 과정에 개입되기도 한다. 이를 상담의료라고도 한다.

1. 신경증적 심리반응의 이해

인간의 이해는 개인차 또는 입장차에 따라 상당히 달라지지만, 신경증의 공통점은 집단개념이다. 즉, 증상이 동시다발성이고 다채롭다. 또한 인간의 기질적 변화가 인정되지 않는 기능적인 정신신경장애이며, 주로 심인성에 의해 발증하는 이상

반응상태로써 그 심리적인 과정을 이해할 수 있다. 특유의 인격경향(personality)과 관련이 있고, 특유의 정신신체(psychosomatic) 상태를 보인다.

치과 진료에서 신경증은 신경증환자의 입장에서 치과적 문제를 접근해야 한다. 신경증 환자는 집요하게 계속해서 같은 말을 되풀이하여 호소한다. 또한 자기주장만 내세우고 타인은 상관이 없다는 태도를 취하므로 끈기있는 심리적 접근이 필요하다.

(1) 신경증환자의 특성

1) 민감상태(반응)

신경증(neurosis)환자는 자기신체의 생리적 변화를 이상상태나 병적인 상태라고 받아들이지 않는다. 대부분 주관적이어서 객관적 판단이 불가능한 성격이기 때문에, 타인의 언동에 대해서도 과도하게 민감하여 사소한 것에도 자기와 관련시켜 오해하게 된다. 신체상의 특별한 원인이 없음에도 불구하고 심리적 기능장애가 원인이 되어 불안, 공포, 강박적 행동 등을 보인다. 이는 심리치료를 통해 치료할 수 있다.

2) 심기상태(반응)

신경질, 집착기질, 민감, 무력성 체질, 자신 결핍 등의 성격경향이나 체질을 가진 사람은 자기의 건강상태에 이상한 관심을 갖고 있기 때문에, 생리현상까지 병적인 변화라고 오해하여 고민하게 된다. 이런 상태를 심기상태(hypochondria)라고 한다. 정신 · 신체적인 병을 호소하고, 그것에 집착한다.

치과에서 심기상태의 환자를 많이 볼 수 있으며, 그 증상으로 구강 내 이상감각, 미각이상, 갈증, 저작부전(교합에 문제가 없는데도 환자 자신이 씹히지 않는다고 주장하는 것) 등이 있다. 전신증상으로 머리가 무겁고, 두통, 어깨가 빠근함, 불면, 현기증, 흉부압박감, 이명, 얼굴이 화끈거림, 수족냉증, 빈뇨, 식욕부진, 위통, 복통, 설사, 변비 등의 신체적인 증상이 있다.

일반적인 치과치료나 발치, 발수 후에 나타나며, 특히 보철물의 장착을 위하여 장기간의 치료를 하는 과정에서 발증하는 경우가 많다.

3) 공포상태(반응)

신경증으로써의 공포반응(phobia)은 일반적인 증상으로 볼 수 있으나, 치과영역에서는 치과치료의 공포와 자취증*등의 대인공포 등이 많다.

*자취증(nervous halitosis)
스스로 구강 내에서 냄새(악취)가 난다고 생각하는 것으로 대인공포증으로 발전할 수도 있다. 또한 스트레스로 인한 대표적인 질환으로 망상 반응의 심리양상이다.

>> **불안과 공포심리** : 불안과 공포는 표리일체이며 시간적 · 공간적으로 가까운 것은 물론, 오래된 것까지 다양하다. 학습이론의 조건반응에서 나타나고 있듯이 과거에 공포 체험이 있으면 같은 장면에 마주쳤을 때 불안이 전구증상(본래 증상이 일어나기 전에 나타나는 증상)으로 나타난다.

무조건 반응인 불안이 조건과 함께(pair presentation) 반복되면 조건반응은 강해지며, 심신반응은 계속된다. 정신교호작용**에서 심신교호작용***으로 옮아가 공포가 있으면 불안이 심해지고 불안이 있으면 공포가 배가 된다. 이는 신체요법 외에 심리요법은 물론 행동요법을 병행하면 좋은 효과를 볼 수 있다.

**정신교호작용(psychological interaction)
생명력이란 뜻의 그리스어에서 시작된 것으로 영혼이나 마음 또는 자아로써 설명되는 것으로 심신 교호 작용에 영향을 미친다.

***심신교호작용(psychosomatic interaction)
신체의 한 부분에 주의집중하면 그 곳에 생리적 변화가 일어난다. 생리적 과민함이 정신교호 작용에 의해 더욱 고착된다.

4) 히스테리상태(반응)

히스테리(hysteria)는 신경증을 대표하는 것으로, 히스테리는 신체의 기질적인 질환이 전혀 보이지 않는데도 불구하고 운동마비(감각이상), 경련발작, 의식장애, 기억상실 등의 정신 · 신체적 증상이 돌발적으로 나타나는 것이 특징이다.

정신분석학에서는 욕구불만이나 갈등이 무의식 중에 다른 형태의 각종 증상으로 나타나는 것을 전환(conversion)이라고 말하며, 이와 같은 전환증상을 가진 히스테리를 '전환히스테리' 라고 부르고 있다. 이것은 심인을 발견할 수 없고 질병이득의 동기도 없이 증세를 보이는 것으로, 중추신경계의 컨트롤 붕괴라고도 한다.

5) 신경증적 버릇

신경증(neurosis)은 다양한 증상을 보이기 때문에 병소로부터 원인을 찾기 어려운 경우가 많고, 성격의 이상경향이 관련되어 있는 쪽이 많다. 처해있는 사회 환경과 관련하여 심리상태가 다르게 나타나며, 성격경향에 따라 병소에 대한 생각과 호소하는 방법이 다르다.

신경증적인 반응이나 신경증적인 버릇을 포함하여 치과 관련 심신증은 대부분 신경증이다. 치과영역에서 스트레스를 반복해서 받으면 그 상황에 대하여 신경증적 버릇이라는 패턴을 보이기도 하고, 또는 이상행동이라는 형태 등으로 반응하여 대응하고 있다. 치과영역에서는 편식, 식사거부, 과식, 이상기호식, 이갈이, 손가락 빨기, 손톱 물어뜯기, 혀 내밀기, 이를 너무 자주 닦는 것, 이쑤시개 과다사용 등이 있다. 이와 같은 행동은 행동의 원인과 성격(personality)의 관계를 분석하는 것이 치료절차보다 중요하다. 그러나 신중한 심리분석이나 심리요법을 행해도 잘 개선되지 않는 경우가 많다. 단순한 경우에는 오퍼란트 기법*을 시도하므로 효과를 볼 수 있다.

***오퍼란트 기법(operant therapy)**

도구적 조건부기법(다른 자극에 의해 유도되지 않으나 특별한 환경 설치에 의해서 나타날 수 있는 반응)인 제외학습(omission learning), 보수학습(reward learning), 처벌학습(punishment learning), 암시효과(suggestion), 재학습(restudy), 모델링(modeling)학습 등으로 행동의 변화를 유도할 수 있다.

- **제외학습** : 환자가 동통을 호소하는 행동에 대해 치과의료진은 중립반응을 보이는 것이 중요하다. 지금까지의 치료대응에 비하여 상대적으로 비정하게 보이겠지만, 환자가 통증을 호소하면 치과위생사를 비롯해, 환자의 보호자 및 관련 인물이 바로 동정하고 관심을 보이던 지금까지의 패턴으로 대응하지 않는다. 환자가 통증을 호소해도 어떤 반응도 일으키지 않는다는 듯이, 중립적으로 대응한다.
- **보수학습** : 환자의 태도에 대해서 칭찬한다. 환자가 통증을 견디는 등 자발성이 보이면, 시간을 들여 이를 칭찬하고 지지해준다. 자발적으로 행한 일 등이 향상되었으면 칭찬해준다.
- **처벌학습** : 대상에 적합한 처벌의 내용으로 마이너스 강화인자의 발생을 소거하는 학습이다.
- **보수학습 · 운동효과** : 만성통증환자의 경우 환자에 맞는 운동법을 권하여 몸의 제반 기능이 퇴행되거나, 다른 부위에 이차적인 통증이 오지 않도록 한다. 운동량을 늘려가면서 환자 스스로 운동으로 얻는 휴식의 즐거움을 느낄 수 있으며, 통증에서 해방될 수 있다.
- **재학습** : 심신에 대한 무지, 잘못된 학습에서 생긴 불안이나 두려움을 제거하고, 재학습, 재적응의 과정을 밟아가기 위하여 구강의 구조나 기능에 관하여 바른 지식을 갖게 할 필요가 있다. 구강과 건강과의 관계를 이론적으로 설명해주면 좋은 효과를 볼 수 있다.
- **모델링학습, 그룹 카운슬링** : 설통증 등의 만성 통증환자는 일상생활에서의 적응부전으로 무기력, 무언, 무력감, 욕구불만, 갈등 등이 일어날 수 있다. 이런 문제들을 다른 환자와 함께 서로의 상황을 이야기할 수 있도록 그룹(group)요법도 필요하다.

6) 억압 우울상태(반응)

신경증적인 성격을 갖은 사람의 억압반응은 그 원인의 정도나 지속성 또는 심각도와 환경조건 등에 따르며, 우울상태가 개인차에 따라 다르다. 억압신경증은 불안이나 심기증상과 히스테리 경향이 강한 경우에 나타난다. 심한 스트레스 결과 일어난 반응성 우울병은 본래부터 있었던 내인성 우울병의 심인이 가중되어 나타난다. 그러나 이들 두 가지의 감별이 어려운 경우도 있다. 내인성 우울병은 심인

반응을 일으키기 쉬워, 인격이 미숙한 사람에게 발병되는 특징이 있으며 역시 신경과 대상이다.

가면우울증(masked depression)으로 우울한 상태에 있는 치과 환자는 설통, 구개이상감, 의치 접촉이상감, 발치 후 이상동통 등을 호소한다. 이때의 심리상태는 억압되어 우울하고 불안이나 초조감을 갖는다. 구강증상이 원인이라 하더라도 이와 같은 정신상태는 가면우울증환자임을 보여주는 것이다. 신체증상으로는 불면(얕은 잠, 조기각성), 식욕부진, 흉부압박감, 전신권태, 입이 마르는 등의 제반증상이 눈에 띈다. 가면우울병의 빈도가 치과영역에서 높게 나타난다.

2. 정신병적 심리반응의 이해

정신병적 심리반응은 외부로부터 영향을 받기 쉬운 미숙한 성격특성에 심리적인 요인이 가중되었을 때 문제가 되어 나타나는 것으로, 다음과 같이 구분할 수 있다.

(1) 정신병적 심리반응의 종류

1) 원시반응

사람은 자신의 욕구에 비해 현실을 불만족스럽게 느끼기 쉽고, 환경에 대한 적응 역시 항상 성공할 수는 없다. 일반적으로 부적응은 욕구불만을 남기며, 사람은 이에 따른 적응수단을 생각하기 마련이다.

적응수단이란 관계가 좋지 않을 때 이에 대한 해결방법을 생각하는 것이며, 생리 중인 여성의 도벽이나 청소년기의 자살 등과 같은 것은 불안이 심하거나 위기감이 있을 때 일어날 수 있는 것으로, 인격이 미숙한 사람에게 볼 수 있다. 위기에 직면하여 마음속 깊은 곳의 욕구(원시욕구)가 마음의 상위층의 의지를 거치지 않고 폭발하는 원시반응(primitive reaction)으로, 다른 사람이 이해하기 이상한 행동으로 나타난다. 또한 이와 같은 반응은 정신병적 성격을 갖고 있는 사람만이 아니라, 많은 수의 사람이 집단으로 빠지기도 한다(군중심리).

2) 망상반응

망상반응은 정신병에서 보이는 망상(delusion)과는 달리, 그 원인과 발전과정의 관련성을 객관적으로 이해할 수 있다. 사람은 병이 들면 걱정하는 상태에서 시작하여 불안에 이르며, 이것이 열등감이나 죄악감을 발전할 수 있다. 특히 민감하고 소심한 사람은 더욱 강하게 나타난다. 심리학자들은 이를 '민감 관계망상이라 했으며, 불안을 외부(주위의 사람들)에 투영시켜서 주위 사람들이 자신을 비판하는 것으로 생각한다. 이는 자취증(nervous halitosis)환자에게 많은 심리경향인데, 의치 부적응 환자에게도 나타날 수 있는 증상으로 의치상태가 나쁜 것을 치과의사의 탓으로 돌리며, 의치의 문제를 치과의사가 잘못 적용해서 또는 의치에 이상이 있거나 보철물이 잘못 만들어져서 문제가 생겼다고 생각한다. 의치를 실제 사용하지 않으면서 사용하지 않는 이유를 이에 귀결시키기도 한다. 이는 과대망상, 심기망상, 관계망상이라 할 수 있는데, 환자 자신이 '그렇다' 라고 생각하고 믿는 감각적인 반응이며, 학문적인 근거는 없다.

3) 정신병적 우울반응

치과에서 볼 수 있는 경계선 증례에 가까운 우울(depression)상태를 보이는 것이다. 이는 인격이 미숙하여 자기중심적인 성격으로 성격상의 문제가 있는 사람에게 많은데, 어떤 문제나 계기가 있어서 나타나며 불안이나 공포 등이 원인이 된다. 10대 후반에서 20대 사이나 40대와 50대에 많이 나타난다. 집착기질을 갖고 있는 사람에게 현저하며, 일에 열심이며 정직과 철저함 등이 특징이다.

4) 전분열병과 분열성 인격

신경증(neurosis)과 분열병(schizophrenia)의 경계영역에 있는 증례, 즉 경계선 증례로 설명하고 있으며, 신경증이나 정신병 또는 성격장애(personality disorder)라고는 말할 수 없는 일종의 독특한 심리상태에 있는 병태를 가리킨다. 근래, 이와 같은 심리상태인 환자들의 치과 방문 횟수가 점차 증가하는 경향이 있다.

신경증은 신체의 특별한 증상이 없음에도 불구하고 심리적인 기능장애로 인해 불안, 장기기억상실, 공포증, 강박적 행동 등의 양상이 나타난다. 갈등원인인 신경증은 심리치료로 치료할 수 있다. 정신분열병의 경우는 사고, 지각, 운동행동, 정서, 감정, 생활기능장애 등의 증상이 나타나며, 다양한 형태로 분류된다. 치료방법

또한 다양하나 대개 신체적 치료법, 심리학적 치료법으로 구분하여 치료하며, 가족치료도 함께 시도한다.

전분열병의 증가는 사회문화구조의 반영으로써 현대의 병리를 나타낸다고 말할 수 있다. 발병 전 성격이 분열기질을 보이며, 비사교적이고 신경질적으로 쉽게 자극을 받고, 때때로 무관심이나 둔감 등의 성향을 일상생활 중에 보이고 있다.

유도인자로 정신적인 측면에서는 불만이나 실의, 과로 등을 들 수 있다. 일반적으로 병적인 이상심리반응은 성격이 안정되고 적응력이 있는 사람에게는 잘 일어나지 않는다. 그러나 현대와 같은 경쟁사회에서 그 수가 증가하는 추세이다. 성격이 미숙하고 불안정하며 의존성이 강한 사람은 신경증적 반응 때문에 사회에 적응이 어렵다. 과민하거나 내성적 · 폐쇄적이며 비사교적인 사람이나 감정의 동요가 격심한 사람은 정신병적 반응을 일으키기 쉽다. 이러한 환자들에 대한 치과치료는 정신과 연결치료가 필요하다.

03 성격과 성격(인격)장애

교육목표

1. 성격(인격)장애를 구분한다.
2. 성격장애를 이해한다.
3. 성격장애 환자를 위한 대처방법을 이해한다.

◈ 성격과 성격(인격)장애

성격(인격)이란 일반적으로 어떤 사람의 독특하고 일관된 행동 특성을 추론하는 데 사용하는 말이다. 그런데 이상하다고 느껴지는 성격 특성이 정도가 지나쳐서 적응에 장애를 초래하거나, 주변 사람들을 매우 불편하게 만들 때 이를 성격(인격)장애라고 한다. 즉 성격장애는 일상에서 이해가능한 범위 또는 당연하다고 생각하는 범위를 벗어난 행동을 계속적으로 보이는 것을 말한다.

성격(인격)장애는 편집증, 분열형, 분열성 부류와 지나치게 감정적이고 변덕스러움의 경향인 히스테리성 및 경계성 성격(인격)장애의 부류, 불안과 공포 경향의 회의성, 강박성 성격(인격)장애의 부류로 분류하고 있다.

1. 성격(인격)장애(personality disorders)의 분류

(1) 편집성 성격장애

편집성 성격장애(paranoid personality disorder)인 사람은 다른 사람들을 불신과 의심의 시각으로 보기 때문에, 다른 사람들의 순수한 동기를 불순하게 해석한다. 이러한 양상은 성인 초기에 시작되며, 여러 상황에 걸쳐 폭넓게 나타난다. 의심이 많아 타인을 경계하고 적대적이 되며, 다른 사람들이 자신을 속이거나 배반하려 한다는 생각을 늘 한다.

또한 다른 사람들이 속임수나 나쁜 동기를 숨겨놓고 있을 것이라고 확신하고, 늘 이를 찾아내는 데 몰두함으로써 다른 사람들과 좋은 관계를 맺지 못할 뿐 아니라 상대방을 화나게 만든다. 결국 상대방이 화를 내면 자신의 예상이 적중했다는 생각에 의심과 경계를 더욱 강화하게 된다. 편집성 성격의 사람들은 융통성이 없고 일상에서의 대처기술이 부족하며 완고하고 유연성이 없다. 또한 전혀 무의미하고 관련 없는 사건인데도 자신과 관련된 것으로 확신하며, 외부의 현실세계를 있는 그대로 보지 않고 자기 나름의 의미를 부여하여 왜곡한다.

[판단 기준]

① 근거 없이 의심하여 자신이 다른 사람에게 착취당하고 속임을 당하고 있다고 믿으며, 언제든지 공격을 받을 수 있다고 생각한다.

② 친구들의 의리를 순수하게 생각하지 못하며, 친구들이나 측근들이 자신을 배신하거나 음모를 꾸미고 있다고 증거도 없이 확신하며 이에 집착한다.

③ 좋은 정보를 주어도 믿지 않으며, 오히려 다른 사람이 자신의 개인정보를 이용할 것이라고 생각한다.

④ 선의적인 것에도 숨은 뜻이 있는지를 의심한다. 잘한 일을 칭찬하면 더욱 자신을 강압할 것이라고 의심하고, 도움을 주려고 하면 자신이 못나서 도움을 주는 것으로 생각하여 비판적으로 받아들인다.

⑤ 모욕을 용서하지 않으며, 공격을 받고 있다고 생각하면 즉시 공격한다.

⑥ 배우자, 파트너를 의심(의부증, 의처증)하며, 상대방이 어떠한 기회가 생기면 자신을 배신할 것이라고 믿는다.

(2) 정신분열성 성격장애

정신분열성 성격장애(schizoid personality disorder)의 양상은 사회와 격리되어 있으며, 다른 사람들과의 교제가 어렵고 지나치게 내향적이며 온순하고 빈약한 정서가 특징이다. 정서적으로 냉담하고 무관심하며 타인에 대해 따뜻함이나 부드러움이 없다. 타인의 느낌, 칭찬 또는 비평에 무관심하며, 가족을 포함해서 친밀한 관계에 있는 사람은 한 두 사람뿐이다. 이성관계에서도 인간관계를 맺는 방법을 모르므로 이성교제가 어려우며 수동적이다. 대개 18세 이후부터 나타나기 시작한다.

[판단 기준]

① 친밀관계를 맺고 싶은 욕구가 없으며, 고독한 행동을 선택한다.

② 섹스는 중요하지 않다고 생각하며 성관계에 흥미가 없다.

③ 친한 친구가 없으며, 즐겁게 생각되는 일이 없으므로 어떠한 활동에도 참여하지 않는다.

④ 다른 사람의 비평과 칭찬에 무관심하며 애착을 거부하고 냉정하다.

(3) 정신분열형 성격장애

정신분열형 성격장애(schizotypal personality disorder)는 정신분열증처럼 정도가 심한 것은 아니다. 그러나 생각, 지각, 언어 및 행동 등이 기이하며, 이에 따라 나타나는 성격장애의 모양이 다양하다. 텔레파시 같은 마술적 사고, 관계망상, 착각, 이인증 등으로 나타난다. 말투가 독특하고, 개념에 대한 표현이 불명료하거나 별나며, 사용하는 단어도 일반적인 형태를 벗어나 있다.

정신분열형 성격장애는 정신분열증에서 볼 수 있는 정도로 심한 것은 아니나, 대개 사회적으로 고립되어 있다. 또한 정서표현이 빈곤하고 부적절하기 때문에 사람들과의 의사소통이 잘되지 않으며, 불안, 우울 및 기타 불쾌한 감정이 수반되는 경우가 있다. 대인관계의 결함을 지속적으로 보이고, 인지 및 지각의 왜곡이 나타난다.

[판단 기준]

① 자신이 가지고 있는 특수한 힘으로 자신과 다른 사람을 보호할 수 있다고 생각한다.

② 이상한 믿음과 마술적인 생각을 품고 있다(천리안, 텔레파시 등).

③ 이상한 생각과 말을 한다. 사물을 보는 자신의 방법이 다른 사람과 다르기 때문에 대화를 나눌 수 없다고 믿는다.

④ 환자의 일상에 대한 견해는 현실성에 근거를 두고 있으나, 대인관계에서 생기는 문제는 대인공포증의 결과에서 생긴 것으로 해석한다.

⑤ 이상하고 괴이한 행동으로 현실세계를 거부하고 오랫동안 상상 속에서 자신만의 감정과 규범으로 살아왔기 때문에 사회생활이 어렵다.

⑥ 다른 사람과의 관계를 거부하고, 또한 스스로 불가능다고 믿기 때문에 친한 친구가 없다. 다른 사람이 자신을 이해할 수가 없다고 생각한다.

⑦ 과도한 대인공포증으로 인간관계를 극단적으로 불안해한다. 다른 사람에게 별종이라는 모습을 보여주지 않으려고 대인관계를 기피하기도 한다. 이럴 때 대인관계를 강요하면 환자는 혼란에 빠진다.

(4) 경계선적 성격장애

경계선적 성격장애(borderline personality disorder)의 경계선(borderline)이라는 개념은 정신분열증과 신경증 사이의 경계선상에 있다는 의미이며, 불안정 성격장애로 대체하기도 한다.

이 성격장애는 정신분열성, 히스테리성, 자기도취성, 반사회성 성격장애 등 다른 성격장애의 증상을 포함한다. 많은 경우에 하나 이상의 진단이 가능하다. 흔히 사회에 대한 반감, 비관적 견해를 갖는 경우가 많고, 염세주의자처럼 보이기도 한다. 의존성과 자기 확신의 사이에서 방황하고, 감정의 기복이 심하며, 극심한 스트레스 하에서는 일시적으로 정신병 증상이 나타나기도 한다. 그러나 진단을 하기에는 심각성과 지속시간이 미약하다.

다른 기준으로 정체감 장애(identity disorder)를 예로 들 수 있으나, 전반적인 혼란이 지속되고 발달단계와 무관한 성격장애가 준거일 때는 우선 경계선 성격장애로 판단한다.

[판단 기준]

① 경계선 성격장애의 판단에서 정동장애나 정신분열성, 히스테리, 나르시스, 반사회 성격장애 등 다른 성격장애와 중복된다.
② 청소년기에 시작되며, 여성에게 더욱 빈번하다.
③ 사회생활을 유지하고 직장생활을 충실히 하기 어렵다.
④ 주요우울증, 약물남용의 합병증 등이 올 수 있으며, 예후가 나쁘다.

(5) 히스테리성 성격장애

히스테리성 성격장애(hysteric personality disorder)는 심리적으로 미성숙하고 소아 또는 유아적이며, 정열적인 것처럼 보이나 감정의 기복이 심한 상태를 말한다. 이 성격장애는 자기중심적이고 스스로 도취에 빠지며 이기적이다. 신체적·심리적인 고통에 대한 심한 공포를 가지고 있으며, 거부당하거나 사랑하는 사람을 잃을 것에 대한 상상을 하며 미리 고통스러워한다.

대인관계에서 겉으로는 우호적이고 센스가 있으나, 실제로는 피상적이고 미성숙하며, 타인으로부터의 관심과 애정을 요구한다. 자신의 행동 저변에 깔린 숨은 원인을 이해하는 통찰력이 부족하며, 성격적인 설명에 대해서 강한 저항감을 보인다. 또한 과도하게 관심의 초점이 되려 한다.

[판단 기준]

① 자신이 대인관계에서 관심의 중심에 있어야 한다고 생각하여 때로는 극적인 장면을 연출한다.
② 부적절하게 성적으로 유혹하거나 도발적인 행동을 하며, 사회적으로 보편화되거나 이해 가능한 행동의 범위를 넘어서면서까지 성적인 매력을 강조한다.
③ 감정표현이 얄팍하며, 칭찬을 듣기 위해서 과도하게 시간, 돈, 노력을 사용한다.
④ 필요이상으로 인상적인 말을 많이 사용하며, 모방된 감정표현에다 극적인 자기 연출적인 행동을 보인다.
⑤ 특수한 사람과의 관계를 과장하며 새로운 소문을 퍼뜨린다.
⑥ 자신이 원하는 것을 얻기 위한 위장, 조작적인 자살행동을 한다.

(6) 자기도취적 성격장애

자기도취적 성격장애(Narcissistic personality disorder)는 자신이 능력이 많고 매력적이며 크게 성공했다는 환상에 사로잡혀서 다른 사람들의 찬사와 주의를 갈망한다. 자존감이 불안정하여 남들이 자기를 어떻게 생각하고 있는지에 항상 집착한다. 사소한 일에도 쉽게 분노와 패배감, 열등감, 모욕감을 느끼고 우울한 기분에 빠져든다. 자기 자신을 비현실적으로 평가하여 지나친 재물, 권력, 아름다움 또는 이상적 사랑을 원하기도 한다. 때로는 이러한 목표가 달성되기도 하지만, 이에 만족하지 않는다. 존경과 관심의 대상이 되고자 끊임없이 애를 쓰며, 실력에 충실하기보다는 표면에 나타나는 모습에 더 신경을 쓴다.

감정이입이 부족하고 지나치게 자기중심적이며, 상대방을 이용하거나 속이려는 태도를 가지며, 다른 사람들이 자신에게 무조건적으로 특별한 호의를 베풀어주기를 기대한다. 다른 사람의 호의에 대한 감사의 표현이 없는 태도, 배신 등으로 대인관계가 원만하지 못하다. 또한 과장된 패턴, 존경에 대한 욕구가 지나치며, 성취, 재능을 과장하여 표현하며 다른 사람들을 평가절하한다.

[판단 기준]

① 성공, 부, 아름다움에 대해 집착이 심하다.

② 지나친 찬사를 요구하며, 자신이 특수한 사람이기 때문에 특별한 신분을 가진 사람만이 자신을 이해할 수 있다고 생각한다.

③ 자신의 기대와 욕구가 채워지지 않으면 분노하며, 대인관계에 있어서 착취적이다.

④ 다른 사람을 평가절하하고 질투하며, 자신의 목적을 위해서 다른 사람을 이용한다.

⑤ 거만하고, 항상 자신이 우수하다고 생각하며, 비판을 받으면 분노, 수치심, 모욕으로 반응하여 자신을 비판하는 사람을 적으로 생각한다.

(7) 회피적 성격장애

회피적 성격장애(avoident personality disorder)는 사회적 배척과 거절, 모욕 등의 가능성에 대해 극도로 예민하며, 사회활동을 하지 않으려고 한다. 회피적 성격장애를 가진 사람들은 내심 타인의 애정과 친밀감을 원하지만, 대인관계를 맺는 것을 싫어한다. 대인관계에서 지속적인 억제, 부적당한 감정, 부정적 평가에 과도하게 예민하다.

특히 자존심이 낮아서 자신의 결정을 믿지 못하며, 자신의 장점과 성취한 모든 것을 과소평가한다. 사회적으로 은둔생활을 하지만, 실제로는 다른 사람들과 안정된 친분관계를 갖기를 원하고 있다. 상대방의 거절에 대하여 지나치게 민감하고 두려워하기 때문에 조건 없이 확실하게 보장할 수 있는 대인관계를 원한다. 자존심이 낮고 거절에 대한 지나친 경계심 때문에 마음의 상처를 받으면 다른 사람들로부터 떨어져 나와 은둔생활을 하며, 주로 수동적인 분야에서 일할 수 있다. 공포성 회피가 흔하며, 사회공포증도 나타난다.

[판단 기준]

① 수치심에 대한 두려움 때문에 친밀관계를 피하며, 좋아한다는 확실한 보장이 없으면 다른 사람과 관계 맺기를 꺼려한다. 비평, 불인정, 거부를 두려워하기 때문에 대인관계를 필요로 하는 직업을 피하는 것이 좋다.

② 대인관계 상황에서 거부를 받았거나 비평받은 것에 집착하며 부당하다고 생각하기 때문에 새로운 대인관계를 맺으려고 하지 않는다.
③ 자신을 다른 사람보다 열등하거나 무능력하다고 생각하며, 모욕적인 상황에서는 패배로 받아들여 분노가 폭발한다.
④ 새로운 활동에 참가하거나 개인적인 활동에 부담을 느끼며 스트레스를 받는다. 또한, 사회변화에 대하여 불안해한다.

(8) 의존적 성격장애

의존성 성격장애(dependent personality disorder)는 자신은 노력하지 않고 타인의 도움과 보살핌만을 원하고 이에 의지하고 사는 이상성격을 말한다. 자기 확신과 자신감이 전혀 없고 잠시라도 혼자 있지 못한다. 또한, 사소한 일도 자신이 결정하지 못하고 타인의 의견을 따른다. 이런 장애를 가진 부인은 남편이 자신을 버릴까 두려워 남편의 폭행도 참고 지낸다. 자기 확신이 결여되어 있어 자기 능력을 과소평가하며, 혼자 있거나 도와줄 사람이 없을 때를 가장 견디기 어려워한다. 불안장애, 우울장애가 흔히 공존하며, 판단과 적극성을 요구하는 직업에는 적당하지 않다. 대인관계는 자신을 도와주는 몇몇 사람들과 이루어진다.

[판단 기준]

① 일상생활을 할 때 사소한 일에도 다른 사람의 지시나 안내를 받아야 하며, 스스로 결정하기 어려워한다.
② 자신의 생활에 책임을 져줄 사람이 필요하다고 생각한다.
③ 다른 사람들이 싫어하는 말을 하기 어렵다.
④ 다른 사람이 자신보다 훨씬 더 잘한다고 생각하기 때문에 어떤 일을 주도하기 어렵다.
⑤ 다른 사람에게 인정받기 위해서 과도한 에너지를 사용하며, 복종적이다.
⑥ 자신을 컨트롤할 수 없다는 두려움 때문에, 혼자 있기를 두려워한다.
⑦ 다른 사람의 도움 없이는 자아 기능을 발휘할 수 없다.

(9) 강박적 성격장애

강박적 성격장애(compulsive personality disorder)인 사람은 사소한 것, 규칙, 스케줄 등에 마음이 사로잡힌 완벽주의자로써, 다른 어떤 것보다 일을 중시한다. 감정표현을 잘 하지 않으며, 일과 생산성에 주의를 집중한다.

또한 소심한 경향이 있어 무엇을 해야 하는지에 대해 계속 생각하며, 매사를 의심하여 확인하고 또 확인한다. 예의바르고 완고하며 까다롭고 형식적이며, 복종하는 경향이 있다. 책임감을 과도하게 느껴 매사에 지나치게 신중하며, 달성하기 어려운 기준에 대한 집착을 갖고 스스로를 괴롭힌다.

경미한 정도의 강박성 성격장애는 규칙이나 원리, 원칙이 요구되는 환경에서는 맡은 역할에 대한 수행을 잘 할 수 있다. 어느 정도의 강박성은 성격을 강하게 해준다. 이런 성격을 지닌 사람들은 열심히 일하고 사회의 관습이나 도덕을 유지하는데 기여하기도 한다. 그러나 정도가 심하면 자기 파괴적으로 변하며, 사회생활을 유지할 수 없다.

[판단 기준]

① 엄격한 기준 때문에 일을 완료하지 못하며, 규범, 스케줄 등에 집착하여 핵심활동을 놓친다.

② 과도한 양심과 엄격한 기준으로 일에 유연성이 없고, 자신의 실수에 절망하며 자아비판을 한다.

③ 경직되어 유연함을 찾기 어렵고, 쓸데없는 일에 고집을 부린다.

④ 특별한 가치가 없는데도 사소한 물건을 버리지 못하며, 다른 사람이 버린 물건에 대하여 분노한다.

⑤ 여가활동이 없고 일반적인 여유시간을 만들지 못하며, 오직 일에 전념하는 것으로 만족한다.

(10) 수동적-공격적 성격장애

수동적-공격적 성격장애(passive-aggressive personality disorder)는 내면의 공격성을 위장한다. 철저히 완고하고 무기력한 형태를 취한다. 주로 성인 초기에 시작하며, 지속적인 행동패턴에는 원만하지 못한 결혼생활, 직장에서의 승진 탈락 등의 문제가 부가적으로 작용할 수 있다.

이 장애의 본질은 사회적 · 직업적 수행요구에 대해 수동적으로 저항한다는 것이다. 공통적인 특징은 의존적이고 자기 확신이 결여되어 있다. 전형적으로 미래에 대해 비관적이며, 자신의 행위로 인해 자신이 어려움에 빠진다는 인식을 하지 못한다.

책임을 지지 않으려고 하면서 책임을 요구하는 사람들을 적대적인 방법으로 비판한다. 건망증과 같은 형태로 책임을 회피하려고 조작하는 경향이 있으며, 철저히 완고하고 무기력한 형태를 취한다. 이 성격장애는 화(indignation), 합리화(rationalization), 부인(denial), 자기학대(maltreat against self) 등의 다양한 방어기제를 사용하며, 의존적 성격, 경계선적 성격이 함께 나타나기도 한다.

[판단 기준]

① 원하지 않는 일이 맡겨지면 화를 내거나 논쟁적이 되며, 시간을 지키지 않는다.
② 일을 고의적으로 늦게 하거나, 원하지 않는 과제에 대해서는 일을 잘못하는 것처럼 보이게 만든다.
③ 다른 사람들이 비합리적 요구를 한다고 주장하며 정당성 없이 저항한다.
④ 다른 사람이 생산적인 유용한 방법을 제안하면 화를 내며, 자신이 한 일을 과대평가한다.
⑤ 자기 몫의 일을 하지 않음으로써 다른 사람의 노력을 방해하거나 "잊어버렸다" 고 주장하면서 의무를 회피한다.
⑥ 권위 있는 위치에 있는 사람들을 비합리적으로 비판하거나 비난하기를 즐긴다.

2. 성격장애의 치료

(1) 치료기간

성격장애의 심리치료는 신경증이나 우울증보다 치료하기가 어렵고 시간이 많이 걸린다. 성격장애는 나이가 어릴 때 조기발견하여 치료를 받을수록 치료시간과 비용이 절감된다. 치료기간은 보통 신경증환자들이 1~4년 정도 걸리는데, 성격장애환자는 3년 또는 5~6년이 걸린다. 여기에서 성격장애 치료란 증세를 없애거나, 상태를 호전시키는 것이 아니라, 성격을 개조해서 다음에 유사한 문제에 직면했을 때 문제를 합리적·보편적으로 해결하는 능력을 키우는 것을 말한다. 이는 심층에 묻혀 있는 문제의 뿌리를 찾아 밖으로 끌어내야 해결되는 과정이다.

(2) 행동치료

성격장애 치료는 단순히 문제행동 하나만을 다루는 것이 아니라, 인간의 사고와 행동 전체를 다루는 것으로, 한 인간이 세상을 살아가는데 문제가 되는 모든 분야를 다룬다. 가족관계, 친구관계, 직장에서의 동료관계, 상사나 부하들과의 관계 등 모든 분야의 대인관계와 직면하는 사건들을 의미한다.

환자 자신과 자아와의 관계를 분석하여 인간관계 등 포괄적 관계 등을 새롭게 정립하게 하여 미래에 대해 확실한 희망을 갖게 한다. 환자 스스로 자신의 사고방식, 행동양식, 자존감을 알고 스트레스로 인한 신체적인 문제를 이해하고 이겨내며, 또한 정서적 욕구를 개발하고 자기주장을 정립할 수 있도록 한다.

효율적인 시간 및 자기관리를 함으로써 삶의 방식, 나아가 인간 전체를 바람직한 인간상으로 변화시킨다. 그러므로 장기간의 치료기간이 소요되는 것이다. 문제행동 하나만을 놓고 해결하려고 한다면, 현재의 문제행동이 개선되었다 해도 성격장애가 완치된 것은 아니다. 다른 문제가 생기면 같은 부적응행동을 반복하기 때문이다.

심리적인 문제는 다양한 요소들이 서로 관련되어 있어서 어느 하나에 문제가 생기면 다른 요소들이 모두 함께 움직이게 됨으로써 더욱 더 복잡하고 어렵다는 것을 알고 접근해야 한다.

(3) 치료과정상의 문제점

성격장애 치료의 결과는 환자가 치료를 받아서 반드시 회복하겠다는 의지에 달려 있다. 대부분의 환자들이 혼자서 문제를 해결해 보겠다고 관련 서적을 보거나, 각종 상식과 민간요법을 시도한다. 그러나 이는 오히려 문제를 악화시킨다. 전문서적을 보고 자신의 문제를 이해했다고 해도 치료는 어려운 것이다. 문제에 대한 이해는 치료의 한 단계일 뿐이다. 치료는 자신의 문제를 알고 자아 결함을 수정해

가는 작업이다. 문제가 발생하면 곧 전문가의 도움을 받아서 해결하는 것이 바람직하다. 본래 성격이 특이하다는 것으로 방치하며 상담을 미루는 것은 문제를 악화시키는 요인이 될 뿐 아니라 시간과 비용 부담이 커지게 되는 요인이다.

성격장애 중에서도 가장 치료하기가 힘든 장애가 자기도취적 성격장애, 편집성 성격장애, 자아분열성 성격장애이다. 이들 환자들의 대부분은 가족들의 강제에 의하여 병원을 찾는다. 이혼의 위협에서 벗어나기 위해 타의적으로 내원하는 경우가 있으며, 법원에서 강권한 상담치료의 경우도 있다. 또한 직장에서 성격이상증세로 일하는 데 지장을 줌으로써 일정한 기간 동안 치료받지 않으면 해고를 하겠다는 위협 때문에 할 수 없이 내원하는 경우도 있다. 즉, 스스로 치료를 받겠다는 의지보다 강제에 의하여 병원에 오는 경우가 많으므로, 치료를 받다가 중도 포기하거나 형식적으로 치료를 받게 된다. 환자 스스로의 의지 없이 시작되는 성격치료는 그 치료효과를 크게 볼 수 없다는 것이 심리치료 전문가들의 일반적 견해이다.

(4) 치료과정

성격장애를 치료하기 위해서 다양한 치료기법들을 사용한다. 특정한 이론에 근거한 치료법을 고집해서는 안 되며, 환자에 따라 도움이 된다고 생각되는 모든 치료기법들을 사용한다. 성격장애 치료과정에서 심리학의 접근방법으로 다음과 같은 것들을 예로 들 수 있다.

- **신경생리학적 접근(neruophysiological approach)** : 생물학적 관점에서 인간을 이해하고 생리적 기제를 통해 설명하고자 하는 관점이다. 인간의 정신활동이 뇌의 활동과 연관되어 있다고 보는 것이다. 생물학자 다윈(Darwin)의 진화론에 근거하여 인간의 정신을 생물학적 기제의 접근, 즉 신경생리적 접근의 이론을 마련했다.
- **행동적 접근(behaviorical approach)** : 인간의 마음보다 행동을 연구대상으로 해야 한다는 것이다. 와트슨(Watson, 1878~1958)은 행동만이 과학적 심리학의 자료가 될 수 있다고 주장했다. 행동주의는 행동과 결과 사이의 정신과정에는 관심을 두지 않는다.
- **인지적 접근(cognitive approach)** : 내적 과정에 의해 환경의 자극을 의미있는 것으로 받아들이고 처리하며 새로운 형태와 어떤 범주의 정보를 변화시킬 수 있는 적극적인 존재로 인간을 보는 것이다. 인간은 기억 속에

지식을 저장하여 필요할 때 꺼내 쓰는 정신과정을 갖고 있다. 현대인지심리는 독일의 심리학자 베르트하이머(Wertheimer, 1880~1943)가 주도하는 형태심리학*에 근원하고 있다. 현대의 심리학자들은 자극에 대한 능동적 처리를 정신과정 또는 정신구조로 이해하고 있다.

*형태심리학(gestaltpsychology)
행동주의에 대한 반작용의 해석으로 나타난 심리학이다. 형태주의자들은 형태주의를 성격과 사회심리학의 영역까지 확대하여 이해했으며, 형태주의적 접근은 인지적 혁명** 과 같은 맥락으로 볼 수 있다.

**인지적 혁명(congnitive revolution)
1970년대 유럽에서 인지심리학의 관점을 기초로한 연구에서 이를 응용한 마음에 대한 구체적 연구를 하는 운동

정신분석적 접근(pshchoanalytic approach) : 미국에서 행동주의가 일어난 시기에 유럽에서는 프로이드(Freud, 1856~1939)에 의해 정신분석학이 주도, 발전되었다. 정신분석학의 기본은 대부분의 인간행동이 무의식 과정에 일어나며, 이는 의식하지는 않고 있으나 행동에 영향을 미친다는 것이다. 따라서 인간을 이해하기 위해서는 무의식의 내면을 이해하기 위한 분석과 진행과정을 알아야 한다고 주장한다. 내면의 깊은 곳을 관찰하는 것으로 심층심리학*이라고도 한다.

*심층심리학(depth psychology)
무의식에 의한 인간의 행동변화에 대한 연구를 하는 학문

인본적 접근(humanistic approach) : 인본주의적인 접근은 건강한 인간의 정신을 연구하고자 하며, 인간의 정신세계는 성장될 수 있음을 강조하고 있다. 인본주의의 대표적인 학자로 매슬로우(Maslow, 1908~1970), 로저스(Rogers, 1902~1987)가 있으며, 인본적 접근은 인간 이해에 대한 행동주의와 정신분석학의 기계적이고 결정적인 입장에 반하여 자아개념이나 자아실현 등을 위한 인간의 측면에 대한 시도이다.

그러나 성격장애의 핵심치료기법은 정신분석치료기법*이 바람직하며, 행동치료기법**등을 겸비하기도 한다.

*정신분석치료기법

프로이드(Sigmund Freud)에 의해 시작된 기법으로, 신경증은 신체적 문제를 수반하며 어릴 때의 정서적 경험에 의해 영향을 받는다는 것이다. 따라서 인간에 대한 이해는 의식의 분석은 물론 무의식의 내면과 그 과정을 이해해야 가능한 것이다.

**행동치료기법

행동의 수정을 위하여 조작적 조건형성의 원리를 이용하는 기법이다. 프로그램은 반응과 강화물의 연합을 깨는 방법으로 다음과 같이 구분할 수 있다.

① 강화물을 제거하는 방법
② 강화물 제공을 지연시키는 방법
③ 다른 강화물로 대체하는 방법

그러나 치료의 일차적 단계는 치료자와 환자와의 관계 형성이다. 환자가 치료자를 믿고 따르며 신뢰감을 형성하는 데는 시간이 걸리므로, 치료자는 환자의 모든 것을 수용하고 인정해 주면서 문제가 어디에서부터 발생되었는지 분석하는 것이 성격장애 치료의 주요 과정이다.

04 치과환자의 심리

교육목표

1. 치과환자의 심리를 이해한다.
2. 치과치료 과정에서의 치과위생사의 역할을 이해한다.
3. 통증을 이해한다.

◈ 치과환자의 심리

최근 치과병·의원은 직원의 복장을 비롯해 인테리어 등 전반적인 분위기를 환자의 입장에서 생각하며 진료실 분위기를 적극적으로 바꾸고 있다. 그러나 이러한 노력에도 불구하고 환자들은 여전히 치과치료에 대한 공포심을 갖고 있다.

환자가 치과치료를 두려워하는 것은 당연히 나타날 수 있는 심리반응이며, 환자는 치료에 대한 부담으로 혈압이 상승하고 맥박의 증가를 보일 수 있다.

1. 치과 영역의 이상증상

치과환자의 스트레스는 다른 일반의 스트레스보다 큰 것으로 보이는데, 다음의 증상으로 구분할 수 있다.

- **치과영역의 심신증 :** 안면삼차신경통, 악관절증, 구강건조증, 설통
- **치과영역의 신경증 :** 구취증(자취증), 설통증 등 미각이상
- **치과영역의 신경증의 반응 :** 치과 쇼크, 치료공포증, 의치부적응증, 수술 후 불쾌증후군, 보철 후 신경증
- **치과영역의 신경증적 버릇 :** 손가락 빨기, 이갈이, 혀·입술·뺨 깨물기, 손톱 물어뜯기, 과잉 잇솔질

기타 경계선 증례로는 구취증(자취증), 우울병 등이 있다.

이러한 증상들은 대개 치과처치에 대한 공포(불안)에서 기인한 것으로, ① 치료의 불안감에서 오는 근육긴장 ② 치과기구의 모양과 크기에서 오는 공포감 ③ 과거 치과치료과정에서 통증을 느낀 체험(체험학습)이 조건부기전으로 작용하여 치과기구를 보기만 해도 나타나는 신체반응 ④ 구강 내 주사에 대한 공포감 ⑤ 치료과정에 대한 불안 ⑥ 치료실의 분위기나 치과의료인으로부터 받는 위압감 ⑦ 치료비 지불에 대한 걱정 등을 그 원인으로 설명할 수 있다.

2. 치료과정 중의 환자 심리

치료과정에서 대부분의 환자들은 욕구불만을 갖는다. 치과의사나 치과위생사는 환자를 대면하면서 환자와의 첫 만남을 중요하게 여겨야 한다. 특히 상담과정에서 환자가 통증이나 문제점에 대해 정확하게 설명하지 못하더라도 공감을 가지고 듣는 것에서부터 치료는 출발한다. 환자가 치과의료인에게 마음을 열도록 하기 위해 치과의사, 치과위생사는 먼저 환자를 충분히 이해하는 자세를 갖는 것이 중요하며, 환자가 치료에 대한 희망과 확신을 갖도록 도와야 한다. 이 과정에서 라포(rapport)가 발생하는데, 라포가 형성되면 치료과정에서의 불편함을 최소화하고, 보다 좋은 치료결과를 얻을 수 있다. 어떤 상황에서든 치과위생사는 심신 · 의학적 대응 방법으로 환자에 대한 접근을 해야 할 것이다.

(1) 치과 치료과정 중의 환자 증상

보철물을 장착한 후 치과의사가 생각하지 못한 구강증상으로 환자는 나름대로 불편을 호소한다. 만약 문제가 해결되지 않으면 환자는 불만이 커지며, 결국 환자와 치과의료인 사이의 신뢰에 문제가 생긴다. 이 과정에서 환자는 설통증, 구취증, 악관절증 등을 호소하기도 한다.

1) 설통증

대부분의 설통증환자는 보철물 장착 후 혀의 통증이나 점막의 통증을 호소한다. 보철물의 적합성에 이상이 있다고 해도 실제로 설통증이 생기는 예는 거의 없다. 설통증은 스트레스에서 오는 심인성 동통의 측면을 갖고 있다. 환자의 요구를 성실하게 받아들이면서 심리요법을 병행하며 임상적 처치를 실시한다.

2) 구취증

구강 내에 보철물이 장착되어 있다 하더라도 구취증이 생기는 경우는 흔하지 않다. 그러나 보철물 장착 후 침이 너무 많이 나온다든지, 입이 마른다는 증상을 호소하는 환자들은 가끔 볼 수 있다. 보철물 때문에 나는 구취증의 경우 심리요법은 물론이고, 구강 내 환경관리법의 교육을 함께 실시한다.

3) 악관절증

전체 의치의 경우 의치장착에 의한 교합고경의 변화가 많이 발생된다. 환자 중에는 지나치게 과민한 사람도 있지만, 보철물 노이로제와는 다르다. 환자의 대부분은 통증에 시달려 지쳐있는 경우가 많다. 환자들은 치과의사나, 치과위생사의 이해를 구하기 위해 악관절에 대한 문제를 설명하려고 노력한다.

대부분의 환자들은 목 근육의 뻣뻣함, 어깨 당김, 두통, 손이나 발의 저림, 현기증, 눈의 흐림 등의 증상을 호소하기 때문에, 보통은 의치노이로제로 속단하기 쉽다. 이로 인해 환자는 치과의사, 치과위생사가 자신의 문제를 이해해주지 않는다고 불만을 갖게 된다. 따라서 치과의사, 치과위생사는 환자가 자신의 주요 증상이 무엇인지를 혼동하고 있음을 알고 이해해야 한다. 특히 악관절증 환자의 표현은 주관적이므로 충분히 시간을 갖고 듣는 자세가 필요하며, 모든 환자의 첫 대면부터 일련의 간이정신요법이 필요하다는 사실을 인지해야 한다.

(2) 치과 치료과정의 노이로제 증상과 치료

노이로제(neurosis)는 마음에 의해서 발생하는 마음의 병이다. 노이로제를 병이라고 진단할 정도로 환자는 마음의 괴로움, 고뇌, 통증을 호소한다. 노이로제환자는 불안, 불쾌, 고통을 가지며, 자신의 마음이나 행동의 이상 증상에 대해 합리적이고 의지적인 컨트롤이 불가능하다. 그로 인하여 불안이나 충동인자, 컴플렉스 등이 환자 자신도 모르게 하는 힘, 자신의 뜻대로 할 수 없는 어떠한 힘에 의해 지배된다. 이로 인하여 자기실현이나 성숙의 가능성에 문제가 생긴다. 큰 문제라고 볼 수는 없으나, 증상발현의 동기에 속박되거나, '증상이라는 현실' 속에 갇혀버리게 되기도 한다. 만성 통증이나 만성으로 진행되는 악관절증, 설통증 등을 호소하며, 이들 환자 중에는 처음에는 신체증상만 있었는데 시간이 지남에 따라 마음의 병으로 발전되는 사람들도 있다. 이를 '심신의 증상이 현저해도 생명에 위험이 없는 비기질적 기능장애' 라고 정의한다.

예를 들어, 여러 개의 의치를 가진 의치부적응환자의 노이로제 증상은 다음과 같다.

① 모든 의치가 다 맞지 않는다고 불평한다. "의치가 맞지 않아 전혀 씹을 수 없고, 모양이 나쁘다"는 등으로 다양한 형태의 불만을 호소한다.

② 지대치 형성이 끝난 치아 주위에 시큼한 침이 흘러나온다고 느껴서 문제가 심각하다고 생각하며 고민한다.

③ 새로 해 넣은 보철물의 주위가 아파서 씹을 수 없다.

이는 보철 후 구강환경의 변화에 적응하지 못하여 나타나는 예이다. 이런 환자들을 관찰해보면, 거의 모든 환자의 경우 인격(personality)적 측면에서 신경증적인 증상을 볼 수 있고, 노인층에 많다는 것을 알 수 있다. 이런 환자는 의치 장착의 체험을 나쁜 쪽으로 생각하도록 자기암시적 조건을 만들고 있으므로, 환자의 마음에 맞는 의치를 만드는 일이 어렵다. 의치를 받아들이지 못하는 심리는 환자의 성격 특성에서 오는 것으로, 그런 경향의 사람은 다른 사람과 갈등을 일으키기 쉽고, 자기중심적이어서 욕구불만에 빠지기 쉽다.

많은 사람들이 정서가 불안하고 사회적으로도 적응하지 못하는 경우가 많다. 이런 환자들은 말이 많거나, 현재 증상이나 진료과정을 꼼꼼하게 기록(메모) 하고, 집요하게 자기주장을 반복하는 등의 특성이 있다. 고도의 신경증 또는 노이로제 환자는 초진 후 신속한 판단이 필요하며, 경우에 따라 관련과와 협력하는 것이 좋다.

(3) 공포증(phobia)

정신병리학자들은 공포증에 대한 정의를 공포에 대한 부적응적 회피행동(disruption, avoidance)이라고 한다. 이 증상으로 판단되는 환자들 대부분은 사실상 공포증에 대한 아무런 근거 없이 공포 또는 회피행동의 경향을 보이는 것이다.

공포증(phobia)의 종류로는 다른 사람과의 대화가 어렵거나 많은 사람들 앞에서 숨이 가쁘고 다리가 떨려 역할 수행을 할 수 없는 경우의 두려움으로, 사회공포증(대인공포증), 공공장소를 두려워하는 광장공포증, 폐쇄공간을 두려워하는 폐쇄공포증, 고소공포증 등 다양하다.

- **사회공포증(socialphobia)** : 다른 사람과의 관계에서 비합리적인 대응에 의한 공포로, 경미한 경우에는 사회적 불안(social anxiety)이라고도 한다.
- **고소공포증(acrophobia)** : 높은 장소에 올랐을 때, 그 높이에 대한 공포를 느끼는 것
- **광장공포증(agoraphobia)** : 공공장소에 대한 공포

(4) 치과치료 공포와 치과 쇼크

치과치료 공포증(dental phobia) 환자를 이해하려면 환자의 전신건강은 물론, 정신심리학적 · 사회학적 배경까지의 기왕력을 메모해야 한다. 임상에서 심신 · 의학적 접근법을 실시하면 치과치료 공포증의 예방이 가능하여 치과 쇼크는 거의 일어나지 않는다. 치과치료 공포증(dental phobia)은 치과 치료과정에서의 통증이나 진료과정에서의 부정적인 물리적 영향이 직접 뇌신경과 골에 전달됨으로서 발생하는 것이다. 공포심과 처치가 대제시(pair presentation)됨으로써 조건반응(conditioned response)이 형성된다.

불안, 공포의 학습은 조건반응*을 불러일으키며, 이성으로는 이해가 되는데 신체에서는 다른 증상이 나타나는 것이다. 가벼운 강박증상은 정상인에게도 볼 수 있으나, 대부분 일과성으로 지속되는 것은 거의 없다. 그러나 강박성격(신경증의 일종)의 경향이 있을 때는 그 증상이 발전되며, 상태가 지속된다.

*조건반응(conditioned response)

조건화의 과정으로 유발된 반응으로, 고전적인 조건(파블로브(Pavlov)가 개발한 실험)을 형성한다. 고전적인 조건(classical conditioning) 형성은 단순한 학습의 형태 연합에 의한 것으로, 조건적 자극(예 : 종소리)과 무조건적 자극(예 : 음식)을 동시에 계속 줌으로써 조건적 자극에 의해 타액 분비가 가능하게 하는 학습의 기본형태

3. 통증과 심리

통증은 인간심리와 상호작용하는데, 사람들은 통증을 병의 증상으로 인지함은 물론 악성질환이 아닌지 불안해하면서 통증을 병의 발생으로 받아들인다. 통증을 느끼는 정도는 경험하는 개체의 감수성, 성격(personality), 경험의 유무 등에 의해 각각 다르다. 심한 고통이 있었다 해도 치료에 의해서 쾌유된 후에는 이전의 통증은 잊어버리게 된다. 통증의 체험은 통증을 빨리 제거해줄수록 좋다. 치과에 대한 공포를 예방하는 주된 치료법은 통증과 공포심을 주지 않는 것이며, 신체 수준에

서의 통증에 관계되는 요소를 최소화하면 치과치료에 대한 공포를 줄일 수 있다.

치과환자의 심리적 측면은 치과가 통증이 많을 것이라는 암시효과가 작용하여 치과 치료과정에 환자가 민감해지는 것이다. 이때 통증을 호소하는 환자에게 플라세보 효과*를 주어 통증을 완화시킬 수도 있다.

*플라세보(Placebo) 효과
심리효과로써, 어떤 질환에 유효한 약제와 형태, 색, 맛 등은 같아도 약효가 없는 약물을 투여, 동일한 효과를 보는 것이다.

(1) 통증의 종류

1) 기질적(organic) 통증

기질적인 통증은 말초적인 것과 중추적인 것의 두 종류로 나뉜다. 말초적인 것은 구강 내외 피부점막조직과 치아 자체의 통증이 원인이다. 중추적인 것은 통증이 중추신경 내에 전도되어 자극성 병변이 일어나서 생기는 것을 말한다.

2) 기능성(functional) 통증

긴장성 두통이나 악관절 통증, 안면통 등이 이에 포함된다.

3) 심인성(psychogenic) 통증

신경증성 전환반응에서 볼 수 있는 각종 구강 통증을 말한다. 심인성 통증을 유발시키는 요소로는 ① 암시 ② 주의집중 ③ 신경증적 반응 ④ 동일시 ⑤ 공격성의 내공(리비도) ⑥ 자기 벌 ⑦ 상황 도피로 설명할 수 있다. 그러나 이러한 유발요인들은 일반적으로 나타나는 것이어서 주도면밀한 접근을 하지 않으면 알기 어렵다. 예를 들어 심리적 욕구불만이나 갈등이 통증이라는 신체증상으로 전환됨으로써(히스테리) 스트레스로부터 도피할 수 있고, 일시적으로 불안이 해소되는 상태가 될 수 있다. 이를 통증이득*이라고 한다.

- **암시** : 암시효과에 의한 '동통' 발생이나 변용은 누구나 경험한다. 그러나 사람에 따라 암시효과가 일어나기 쉬운 사람과 그렇지 않은 사람이 있으며, 각각의 상황에 따라 다르다.

*통등이득

환자가 통증을 호소함으로써 얻을 수 있는 심리적인 것은 물론, 현실적인 이익을 말한다. 의식적 또는 무의식적으로 환자가 통증에 의해 심리적인 안정을 유지하는 수단이 된 것을 1차적 동통이득이라 하고, 고통을 호소함으로써 얻는 현실적 이익을 2차적 이득이라 한다. 예를 들어 학교에 가지 않아도 된다든지, 보상(돈, 선물 등)을 받거나 가족으로부터 특별한 관심을 받는 것 등 심리적 · 현실적 이익을 의미한다.

예) 일반적으로 환자들은 구강치료에 불안이나 두려움을 품고 있는 경우가 대부분인데, 가족이나 친지로부터 또는 일반 의학서 등을 통한 그릇된 상식이 원인이 되어 불안이 증폭되기도 하고 치과 의료진의 언동 등이 암시적으로 작용하여 동통이 일어난다.

≫ **주의집중** : 인간의 신체감각은 어느 부위에 주의를 집중하면 그곳이 민감해지는 것은 임상적으로 알려진 사실이다. 예를 들면 다음과 같다.

예) 현기증, 이명, 가슴이 울렁거림, 속맥(심박항진), 손 떨림, 불면, 식욕부진, 턱이나 이에 오는 불특정 통증 등이 그 예이다. 이런 증상은 누구에게나 볼 수 있는 정상범위 내 심신기능의 변화이다. 그러나, 특히 주의를 집중하여 심민성 통증이 나타날 수 있다.

≫ **신경증적 반응** : 대개 구강 영역에서의 심인성 동통은 신경증이거나 신경증적 반응이나 버릇 등이다. 신경증적 반응이란 이전에 경험한 신체적 원인에 의한 아픔이 후에 심리적 원인에 의해 동일한 부위에 재현되는 현상으로, 기관선택(organ selection)의 현상이다. 위장이나 심장혈관에 가장 많이 일어나며, 위장신경증과 심장신경증이 대표적인 예이다.

신경증적 반응은 심리적으로 흔적을 찾을 수 있는 정신증상을 신경증이라고 부른다. 신경증과 같은 원인과 구조로 인하여 발생한 증상이 동일한 장면(동일한 스트레스)에 처할 때 이전과 같은 증상이 나타나는 것은 조건반사적 양상으로도 설명할 수 있다.

예) 치과위생사는 점심시간에 환자가 대기실에서 기다리고 있다는 것을 스트레스로 느껴, 이로 인한 위장장애가 나타날 수 있다. 또는 환자가 구강 내 주사를 맞을 때 불쾌한 기분이 결부되어, 혈관계의 이상반응인

'치과 쇼크'를 일으키기도 한다. 이와 같은 조건부를 반응적 조건부라고 한다.

- **동일시** : 다른 사람의 통증을 자신의 것으로 받아들여 실제 통증을 느끼는 것으로, 공간의 과정을 거쳐 체험에 이른다. 감정이입이라고도 한다.
- **공격성의 내공** : 리비도, 즉 정신적 에너지가 내면으로 향하는 것을 내공이라고 한다. 보통 공격성이라고 말하며 외향성이며, 화, 적의, 증오, 불만, 원한 등의 감정이 타인 또는 자신에 대한 공포를 갖게 하는 것과 같은 형태로 표출되는 행동심리이다. 무의식적인 태도나 행동이라는 점에서 반동형성*과 서로 비슷하다.
- **자기 벌** : 스스로에게 벌을 주어 아픔을 느낌으로써 자신을 얽매고 있는 죄악감에서 해방되려고 하는 심리기전이다. 이로 인해 구강에 통증이 생기는 경우도 있다.
- **상황도피** : 이차적 질병이득과 도피로써 통증이득과 같은 논리로 이차통증이익을 얻을 수 있다는 의미이다. 통증으로 장기간 힘든 시간을 보내고 있는 환자에게 주변 사람들은 동정하며 관심을 보인다. 가까운 사람들의 애정과 관심 속에서 통증과 스트레스가 가득한 현실에서 피할 수 있다고 생각한다.

*반동 형성(reaction formation)
프로이드에 의해 밝혀진 방어기전의 하나로, 충동과 역방향의 태도를 가지고 사람을 대하는 자세를 말한다. 예를 들어 과도하게 순종하거나 예의바르게 행동하는 것은 그 속에 공격성이나 악의가 숨겨져 있는 등의 강박신경증이 많다.

4) 억압성 우울증성 통증

억압성 우울증성 통증의 경우 가면우울병 상태로 치과를 방문하는 경우가 많다. 발치 후 1~2개월이 지났는데도 통증이 있다고 느낀다. 환자는 주로 설통이나 발치 후 통증, 구개 부위에 불특정 동통을 호소한다. 그러나 이는 전면에 나타나는 모습이며, 배경에는 다른 신체증상이나 특유한 정신상태에서 기인한다. 때때로 우울상태까지 있음을 확인할 수 있다.

5) 정신병적 통증

정신병적 통증은 환각이나 망각에 의한 것으로, 구강 영역에는 많이 나타나지 않으나 치아가 없는 치조부에 동통이 있다고 집요하게 호소하는 환자가 있다. 이런 경우 전신건강검진은 물론, 심리적 문제의 접근이 필요하다.

이와 같이 5종류의 통증 중에서 문제되는 것은 심인성 동통으로, 심리적으로 관련이 있는 경우가 많다. 환자 스스로 만든 심리적 방식으로 통증을 호소하는 것이다. 따라서 상담자는 그 과정을 찾아 원인을 알아내고 치료하는 일을 위한 최선의 노력을 해야 할 것이다.

(2) 통증에 대한 환자의 이해

환자는 자기자신의 부적응 행동이 스트레스와 연관되어 있음을 자각하고 이해해야 한다. 지적 이해, 즉 치과의료인의 설명, 해석, 암시에 의해서 촉진(각성)되며, 정동적인 통찰과정을 거쳐 달성된다. 심신증 치료는 이 과정에서 이루어지며, 이로 인하여 환자는 정상적인 사회생활이 가능해진다.

통증은 심리에 반영되어 나타나며, 체험이나 암시에 의해 피드백되어 표현되는 것이다. 환자를 위하여 통증이 제거되어야 함은 당연한 치료과정이다. 그 과정은 전신 수준에서의 요인을 관찰하며, 또한 구강환경을 개선한다. 전신적 측면에서의 기왕력이나 임상검사를 중심으로 관찰하며, 전신 관련 과의 의견도 충분히 듣고 참고한다. 이때 제1회 상담 시부터 치료가 시작된 것으로 생각해야 하며, 간이정신요법이 치과치료가 끝날 때까지 계속되고 있음을 확실히 기억해 두는 것이 중요하다. 통증의 기왕증이나 현재의 증상은 물론, 통증의 동기나 원인이 무엇인지부터 환자의 성격(personality)까지 모두 관찰한다. 구강검사 중에는 환자와 공감을 가지고 대하며, 아픔을 호소하는 환자를 전인적으로 파악해야 한다. 간이정신요법을 중심으로 한 테크닉이 필요하며, 그 예로 수용, 지지, 보증 등을 들 수 있다.

- **수용** : 환자의 호소를 그대로 받아들이며 경청하는 것으로, 환자의 고통을 수용했을 때 환자는 바로 마음을 열 수 있다.
- **지지** : 환자의 기분을 검사결과 등을 바탕으로 설명해주면서 이해하며 격려해주는 것으로, 현재의 환자 상태를 이해할 수 있도록 하므로써 환자와의 신뢰를 형성할 수 있다.

- **보증 :** 환자가 호소하는 질병의 원인이나 증상과 결과를 설명하며 치료자의 지시나 치료에 잘 따라주면 호전될 것이라는 사실을 이해시키며 확신을 갖게 하므로써 완전한 치과치료가 가능하게 할 수 있다.

05 연령과 성별에 따른 환자의 심리

교육목표

1. 연령과 성차의 이상심리를 이해한다.
2. 정동홍수법, 쉐이핑, 모델링 기법을 이해한다.
3. 치과위생사의 인격을 이해하며 행동할 수 있다.

◈ 연령 · 성별과 인간심리

연령이나 성별에 따라 심리상태가 다르기 때문에 연령과 성별에 따른 환자의 심리관계 파악은 매우 중요하다. 연령에 따른 신체적 변화는 물론, 사회적 역할과 책임, 그에 따른 의무가 다르기 때문에 포괄적으로 파악하여 치과치료를 할 필요가 있다.

연령과 성별에 따른 특징의 예를 보면, 악관절증은 사춘기를 중심으로 20대에 많고, 남성보다 여성에게 더 많은 경향이 있다. 구취증은 20대와 50대에 주로 나타나며, 여성에게 많다. 설통증은 40~50대의 여성에게 많다. 환자의 심리는 환경과 신체조건 등에 의하여 미묘한 변화가 나타나며, 질병과 표리일체의 관계에 있다.

1. 유아의 심리적 특성

일반적으로는 영아기가 끝나는 1세에서 학령기까지의 아이를 '유아'라 한다. 유아는 성인과는 다른 사고형식이나 행동양식을 가지고 있는데, 그것은 성인에게 속박되지 않으려는 타고난 본능적인 면과 연령이 증가함에 따라 학습된 행동양식으로 구분할 수 있다.

유아 시절은 일상생활이 체험의 연속이다. 유아는 환경에 적응하며 조건부 학습을 해나간다. 이것이 심리발달이며, 발육이다. 예를 들어 식사메뉴 중에서 가족이 맛있게 먹는 것을 좋아하게 되고, 착한 일을 했을 때 자신의 머리를 쓰다듬고 칭찬하는 것을 들으면 인정받았다는 쾌감이나 만족감을 느끼면서, 그것이 사회에 인정을 받는 행동이라는 것을 깨닫는다.

유아기만큼 학습이나 적응의 발달이 크게 흡수되는 시기는 없다. 그러므로 취학 전(7세 이전)의 가정생활은 매우 중요하다. 울고 싶더라도 참아야 하고, 자신의 행동에 대한 이유를 말하는 것 등 가정에서부터 사회생활에 대한 기본적인 예절을 배우게 된다. 사회적 관습이나 결정에 따르면서 친구들과 사이좋게 지내는 방법을 배운다. 또한 선과 악의 판단, 사회의 일원으로서 자신의 욕구를 어떻게 만족시켜야 하는지 등 사회적 적응을 몸에 익혀간다.

유아의 자아는 욕구불만을 체험하여 사람들과의 관계 속에서 자라며 발달된다. 성인이 되어 사회속에서 함께 어울려 사는 삶의 방식의 기초가 된다. 유아기의 발달심리는 인지, 정서, 사회성의 발달이나 좋은 습관의 형성 등과 같은 것들을 의미한다. 즉, 새로운 환경과의 적응을 통해 발전하는 것이다.

(1) 유아 심리와 반응현상

본래 유아는 자유롭게 성장하는 것이 바람직하다. 그러나 성장해가는 과정에서 학습된 행동을 하며 사회성을 익혀간다. 치과에 가본 경험이 없는 유아는 치과치료에의 불안, 공포, 제3자(의료진)의 신체적 접근 때문에 오는 두려움, 성인이나 주위의 암시로 인한 불안 등으로 인해, 처음에 치과환경에 적응하지 못하는 경우가 많다.

유아의 불안심리는 성인에 비해 순수하므로 불안을 해소시키며 진료해야 한다. 그렇지 않은 경우에는 도피나 회피행동을 보인다. 이럴 때 치과의료진이 무리하게 정동 홍수법을 시도하면 환자를 치료공포에 빠뜨릴 수 있으므로 주의를 요한다. 치통이나 피로 등으로 환자의 기분이 나쁠 때에 무리하게 치과치료를 받도록 강요하면, 도피반응을 보이며 화를 폭발하는 경우도 있다.

환자를 치료실로 유도하기 위하여 치과위생사는 치과 진료를 놀이의 연장으로 느낄 수 있도록 친숙함을 주고, 불안을 느끼지 않게 마음을 써야 한다. 치과기재와 기구에 익숙해지도록 쉐이핑을 쓰면서 도와주도록 하고, 모델링 기법 등을 응용하면 좋다.

1) 정동 홍수법(flooding)

치료장면에서 심각성을 의도적으로 표출하면서 치료하는 것이다.

환자를 불안과 공포 등 정동의 홍수('빠른 물살' 이라는 뜻) 속에 빠뜨려 그 속에서 부정적인 대응 없이 불안, 공포와 대결하도록 하는 방법이다. 방법은 다양한데, 치과진료실의 분위기나 치과의료인의 이미지를 보여주거나 현실적인 장면으로 직접 대면하도록 한다. 이때 결코 통증을 주지 않는 것이 중요하다.

2) 쉐이핑(hand shaping)

쉐이핑은 본래 미술에서 손으로 이미지(상)를 만드는 작업을 의미한다. 행동이론에서는 현재 획득하고 있는 행동[발달행동을 기본으로 새로운 행동(종말행동)]을 만드는 것을 일컫는 말로, 계속적 · 연쇄적으로 몇 가지의 행동을 단계적으로 설정해가는 연속강화의 절차를 말한다. 예를 들어 손에 쥐고 흔들게 하며, 실제로 움직여 보이는 것 등이 있다.

3) 모델링 기법(modeling)

다른 사람을 관찰함으로써 학습하는 것으로 일반적으로 대리적 조건형성(vicarious conditioning)이라고 한다. 다른 아이가 치료받고 있는 것을 견학시켜 학습을 하게 한다. 사회심리학에서는 모델을 관찰하게 하는 학습형태로 모방하는 것보다 더욱 강력하다.

2. 여성의 심리적 특성

여성은 구강 영역에서 대인공포의 자취증(nervoushalitosis)이 압도적으로 많아서 가정, 학교, 직장에서의 대인장면, 특히 이성을 의식하는 경우에 무의식적으로 강해지는 것이 특징이다. 여성은 갱년기에 나타날 수 있으며, 여성 특유의 여러 가지 병이 생기는 배경이 된다. 설통증은 남성보다 5~10배나 많고, 억압성 우울신경증과 가면우울증 등이 나타난다. 설통증은 50대에 많이 발생하고, 증상이 해소되거나 지속되는 과정 등이 신체상황보다 스트레스 등 정신적 상황과 밀접하게 관련되어 있다.

3. 고령자의 심리적 특성

노화는 인간이면 누구나 겪어야 하는 자연의 순리로, 노화의 빠르고 늦음의 차이가 있을 뿐, 모든 사람에 평등하게 찾아오는 심신현상이다. 노화로 상실한 치아는 의치 또는 임프란트로 저작기능을 회복시킬 수 있다.

식사를 한다는 것이 생존과 삶의 즐거움에 연결되고, 대화 및 음식 나눔을 통한 주위와의 따뜻한 인간적인 교류의 기초라고 보았을 때, 구강기능의 문제는 단순한 차원의 문제는 아니다. 고령자는 심리학적으로 미래에의 불안, 걱정, 공포, 화, 억압성 우울, 욕구불만, 갈등을 수없이 체험하고 있다. 고령자의 일반적인 심리특성으로는 자기중심적, 감정적, 허세부리기, 내향 · 폐쇄적, 신경질적, 시기와 의심이 많고, 비사교적이고 끈질김, 급한 행동의 경향이 있다. 이러한 성향은 노화와 함께 더욱 심화되며, 정도가 심할 경우 지적인 쇠퇴가 오기도 한다. 보수적 인자나 정신적 퇴행인자가 노인성의 자각과 연결되어 노화를 심화시킨다고 보고 있다.

고령자의 심리에는 퇴행하여 유아의 특성으로 회귀되는 경향이 있다고 본다. 또한 고령자는 사회적으로 격랑을 이겨왔다는 자신감으로 인해 사회와 가족으로부터 그간의 삶을 인정받아야 한다는 마음과, 젊게 살고 싶다는 마음이 공존한다. 매일 매일의 생리적 쇠퇴를 감추고 아직 젊은이를 이길 수 있다는 자신감, 아직 늙지 않았다고 스스로 위안하고자 하고 마음을 함께 가지고 있다. 이것이 고령자의 심리이다.

(1) 고령환자의 특징

고령자는 젊었을 때 갖고 있는 것들을 서서히 잃어가고 있는 중이므로, 이 때의 치아의 상실은 초라한 생각을 들게 한다. 치과의료진은 고령환자에 있어서 치아 상실의 문제를 의치로 보완하여 저작기능을 회복시킴으로서 먹는 즐거움을 느낄 수 있도록 도와주어야 한다. 고령자는 이를 통해 사는 보람을 갖고 건강을 유지하여 생활에 활기를 가질 수 있다. 이런 점에서 치과치료는 고령자의 마음에 위로가 된다.

대개 고령자는 두 개 이상의 성인병을 갖는 경우가 많으며, 노인병은 만성이면서 회복이 지연된다. 또한 치료약에 대한 부작용의 확률이 높다. 노년기에는 대부분

만성적인 욕구불만이 생기기 쉽고 전신 수준의 질병이 심신기능의 문제와 직면하게 되어 고령자의 심리에 영향을 미치며, 이에 따른 병적인 심신반응이 나타난다.

인간은 연령이 증가함에 따라 지각 · 감각 · 운동 · 정신 기능이 변화하여 기억, 학습, 사고, 지능 등의 능력이 떨어진다. 이에 따라 문제해결, 동기부여, 대인감정, 대인적응 등 연령에 상응하는 변화를 보이며, 그러한 문제들이 원인이 되어 성격의 변화로 나타난다. 치과위생사는 노화현상을 이해하여 고령자를 따뜻하고 허용적으로 대응하는 것이 중요하며, 적극적으로 전인적인 배려를 해야 한다.

(2) 고령자의 이상심리

고령이 되어 심신 기능이 쇠퇴되면 완고해진다. 공격적으로 변화되기도 하며, 소극적인 사고방식으로 전환되는 등 성격의 변화를 일으킬 수 있다. 나이를 먹을수록 병약해져 심기적이 되고 불안, 걱정, 우울, 공포, 화 등 여러 가지 이상심리적인 증상이나 문제가 되는 행동을 보이기 쉽다.

고령자는 불안감정이 바탕이 되어 퇴행을 나타내고, 떼를 쓰며, 곧바로 화를 낸다. 타인과의 접촉이 없고, 인식이 둔하며, 자신의 내부감각만 예민해져서 요구가 많은 자기중심적인 어린 아이와 같은 반응태도를 취한다. 그 주된 심리반응은 파괴적인 행동으로 수술이나 치료에 대한 거부적인 태도를 보인다. 수술 전의 불안이나 억압성 우울상태는 수술 후 섬망이나, 수술 후 우울병으로 발전하기도 한다. 수술 후 정신병은 수술 후의 고도한 의존상태가 되어 치료에 대한 회복의 지연을 초래하며, 수술 후 증후군이 발생된다.

(3) 고령자의 관련장애

고령자는 신체 질병이나 심리적인 충격, 걱정, 불안, 긴장, 화 등에 의해 우울증을 포함한 다양한 인지장애, 신경증적 장애를 가져올 수 있다.

1) 치매상태

고령자에게는 초기 치매상태인 환자가 많다. 그 원인은 노년성, 병인성, 환경의 요인, 신체적인 요인으로 나누어 생각할 수 있다. 임상적인 행동특성으로는 뇌졸중 발작 후에 후유증으로 급격하게 나타나는 것과, 노년치매 상태가 서서히 진행되는 것 등의 두 가지로 크게 분류한다.

노년치매는 스스로가 불확실해지는 증상이 먼저 보이며, 인간적인 기본양식이 사라지는 것에서 출발한다. 정서불안정의 감정장애가 보이고, 약간의 자극이나 사태에 반응하여 화를 내며 흥분한다. 또는 동시에 억압성 우울상태를 보이고 감정실금상태에 빠지기도 하는 등 일반인이 견디기 어려운 감정의 기복을 나타낸다. 그러나 정도에 따라 다르지만, 치과치료에 큰 영향을 주지 않아 가족의 시중이 없어도 통원하여 진료받는 것은 가능하다. 그러나 일정단계가 지나서 부위감각장애가 보이게 되는데 노년치매가 상당히 진행되었다고 볼 수 있다. 이 경우 시간적 · 공간적 인지기능의 결핍 증상이 나타나므로 가족의 협조가 있어야 치과치료가 가능하다.

치매의 종류는 알츠하이머형 치매(dementia of the Alzheimer), 혈관성 치매(vascular dementia)의 두 종류가 있다.

- **알츠하이머형 치매(dementia of the Alzheimer)** : 알츠하이머형 치매는 뇌의 피질이 파괴되어 발생한 신경퇴행장애이다. 기억력과 인지기능에 문제가 되는 것으로, 언어소통 손상, 신체기능 상실 등이 나타난다.
- **혈관성 치매(vascular dementia)** : 혈관성 치매는 성인질환으로 고혈압, 심장질환, 비만, 당뇨 등이 위험인자가 되어 나타날 수 있다. 혈관성 치매는 대뇌피질의 동맥 또는 소동맥의 혈관 폐색에 의해 발생되어 뇌졸중을 동반하기도 한다.

치매 상태의 보편적인 예

· 감정실금(affective incontinence)

정동실금(emotional incontinence)이라고도 하며, 정동의 조절장애 때문에 사소한 자극에 쉽게 울거나 웃으며 화를 내는 등 변화가 심하다.

· 부위감각장애(disorientation)

부위감각상실이라고도 하며, 시간과 장소, 자신이나 주위 인물, 시간 등을 바르게 인식하는 기능에 장애가 생긴 것을 말한다. 의식장애, 노년치매 등 고도의 기억력장애가 있는 것(건망증)을 비롯하여 망상증, 무감정증, 인식을 못함 등이 있다. 지시력(무엇을 정확하게 가리키는 것)장애라고도 한다.

2) 의식장애와 망상

의식장애가 일어나면 말을 걸어도 정면으로 답변을 못하고, 지속적인 주의력을 발휘할 수 없음은 물론, 자신이 하고 있는 일이 무엇인지도 모른다. 대개 야간에 자주 깨고 진료실에서의 상황에 큰소리를 치거나 울부짖어 주위 사람들을 당혹하게 만든다. 이 상태는 초진 시 발견되므로, 주의를 기울이면 충분히 대책을 세울 수 있다.

난청이 생기고, 기억장애, 경제적인 불안, 고립된 생활, 대인관계의 긴장이나 갈등에 의해 망상이 나타난다. 또한 치과처치에 있어서 고령자와 치과의료인 간에 긍정적인 관계를 갖지 못하면, 그것이 계기가 되어 갑자기 망상이 일어나고 피해망상으로 발전하는 경우도 있다.

- **섬망(delirium)** : 의식장애의 일종으로, 경도의 의식혼탁과 흥분이나 착각, 환각, 망상의 출현 등이 있고, 그것에 동반하여 정동*의 변화로 인해 기이한 언동을 하기도 한다.

> *정동(emotion)
> 심리활동으로 설명된다. 불쾌감이 오면 화가 나고, 화가 난 마음은 행동으로 연결된다. 이는 뇌의 움직임(자율신경계)에 의해 무의식으로 나타나는 것이다.

- **호소망상(querulous delusion)** : 환자가 사실상 또는 억측상, 자신이 불이익을 당했다고 확신하여 법률적으로 회복해야겠다고 빈틈없이 법률투쟁을 계속하는 것 등이 포함되며, 이 경우 객관적인 판단능력이 결여되어 일방적으로 자기의 권리, 요구를 주장한다. 공격성이 두드러진다. 일정기간 치과치료를 받는 환자를 오래 기다리게 하거나, 접수직원의 대응이 퉁명스럽거나, 치과의사의 태도가 불친절한 경우 갑자기 기분이 상하여 큰소리로 소란을 피워 주위를 당황하게 한다.
- **피해망상(paraphernalia)** : 자신에게 피해를 주고자 하는 다른 사람 때문에 자기 자신에게 어려운 문제가 생겼다고 믿는 것으로 고령자에게 나타나는 피해망상은 치매 증상과 유사한 행동 패턴을 보인다. 망상상태의 발병은 50세 전후로 나타나며, 남성보다 여성에게 많이 나타난다.

치과위생사의 환자를 위한 기본 인격 (dental hygienist personality)

환자의 심리를 관용과 냉정한 마음을 가지고 바르게 읽고 심리적인 대응을 할 수 있어야 한다. 대응하는 방법으로는 기분의 전환, 다른 부위에 집중시키는 것 등으로 불안이나 혼란, 공포상태 등이 경감되는 것을 체험하게 한다. 치과의사나 치과위생사의 올바른 처치방법과, 확실감에서 오는 치과 예방교육 등의 자신 있는 태도, 즉 지지요법으로 불안으로부터 벗어날 수 있도록 도와야 한다.

환자의 불안에 대한 내용과 정도를 알아서 그 고충을 이해하고자 하는 마음을 환자가 읽을 수 있게 하며, 무엇보다 공감을 보이는 것이 중요하다. 환자의 심리를 중시하고 보호하여, 이상심리로 가는 것을 막고 안도감과 편안함이 드는 상태가 되도록 도와야 한다.

치과위생사의 인격은 한쪽으로 치우치지 않는 입장에서 각종 치료법을 완전히 터득하고, 과학적인 관점에 서서 유연한 사고방식을 바탕으로 하여 환자에게 최적의 치료를 종횡으로 제공할 수 있는 것을 말하며, 치과위생사 스스로도 마음이 평안해지는 길을 환자와 함께 항상 구하는 자세가 요건이 된다.

06 인간행동과 교류분석

교육목표

1. 인생태도에 따른 심리 갈등을 이해할 수 있다.
2. 심리게임을 해석하고 이해하며 행동방식을 알 수 있어야 한다.

◈ 인간행동과 교류분석

교류분석(Trabsactional Analysis : TA)은 1957년에 미국의 정신과의사인 에릭 번(Erick Berne)이 개발한 심리치료기법으로, 전문가의 도움이 필요하기는 하다고 주장하고 있다. 이는 인간이해와 조직 및 자신의 혁신에 접근할 수 있는 기법으로 프로이드의 정신 분석학과 행동주의 심리학을 기초로 한 심리치료의 한 방법으로 개발된 것이다. 본인의 문제를 스스로 인지할 수만 있다면 환자 스스로의 노력여하에 따라 치료가 가능하다. 일반적으로 4단계로 나누어 구조분석(자아상태), 교류패턴분석, 게임분석, 각본분석으로 나누며 본 순서에 의한 학습이 바람직하다고 본다. 교류분석을 이해하고 적용할 수 있다면 치과 위생사로서의 직업적 임무는 물론, 나아가 성공적인 삶의 기본 틀을 이룰 수 있을 것임을 확신한다.

1. 마음의 구조와 인간행동의 이해

인간의 마음은 다양한 구조로 형성되어 있으며, 마음 구조는 시시각각 변화하며, 움직인다. 예를 들어 젊은 환자가 구강관리를 소홀히 하여 심한 치아 우식을 가지고 내원한 것을 보았을 때, 치과위생사인 당신은 어떤 생각과 행동을 하게 될 것이다. 이때 나타나는 반응을 크게 3가지로 구분할 수 있다.

① '젊은이가 이렇게 치아 상태가 안 좋아서야……. 게으른 사람 같으니, 그렇지만 치아를 뽑는 일은 없어야 할 텐데…….'
이 말은 야단을 치면서도 헤아려 주는 마음을 나타내는 감정의 표현 방법이다. 이는 누구나 어렸을 때 부모에게 들어온 말과 비슷할 것이다. 이를 부모의 마음(parent)이라 호칭하며, 'Ⓟ' 라는 기호를 붙인다. 부모의 영향을 받고 있는 마음의 한 부분이다.

② '무슨 원인 때문에 이렇게 썩었을까? 통증이 심한 것 같은데, 어떤 치료계획을 세워야 하나……?'
이와 같이 냉정하게 현재 상황을 분석해서 적절한 방법을 생각하는 반응은

어른으로서 생각하는 부분이다. 이를 성인의 마음(adult)이라고 부르며, Ⓐ라고 기호화한다. '현실적인 나' 라고 말할 수 있을 것이다.

③ '어떻게 하지? 치아의 반 이상이나 썩었네! 무서워…….'
이와 같이 공연히 떠들어대며 주위를 의식하는 반응은 아이처럼 느끼는 대로 행동하는 것이다. 이를 아이의 마음(child)이라고 부르며, Ⓒ라고 기호화한다.

(1) 자아상태

사람의 마음 속에는 '3개의 나' 가 있는데, 이를 자아상태라고 부른다. 치과위생사의 마음은 때와 상황에 따라 위의 세 가지 자아 중 한 자아에 의해 강하게 조절된다.

우리들의 마음은 다음 중의 어떤 것에 의해 강하게 조절된다.

부모의 마음	Ⓟ
성인의 마음	Ⓐ
아이의 마음	Ⓒ

그림 6-1 자아상태의 기본적 의미

표 6-1 자아상태의 기본적 의미

Child의 자아상태	Ⓒ의 자아상태는 유아기에 자연적으로 발생하는 모든 충동을 내용으로 한다. 또한 인생의 조기경험과 경험에 대한 반응, 자신과 타인에 대해 어떤 마음과 행동을 했는지의 기록이 포함된다. Child는 유년시절부터의 오랜 행동으로 나타난다. 아이였을 때와 똑같이 느끼거나 행동하고 있을 때, child의 자아상태에 있다고 한다.
Parent의 자아상태	Ⓟ의 자아상태는 부모 등 외부 원천에서 흡수한 태도나 행동으로 성립되어 있다. 외부를 향해서는 타인에 대한 편견적 · 비판적 · 보호적 행동으로 나타난다. 자신에 향해서는 마음 속의 child에 영향을 주는 과거, 부모의 메시지로 느껴진다. 부모의 사고방식 그대로 생각하며 느끼고 행동하고 있을 때, parent의 자아상태에 있다고 한다.
Adult의 자아상태	Ⓐ의 자아상태는 사람의 연령과는 관계가 없다. Adult는 현실이나 정보의 객관적인 수집을 지향하고, 또한 현실을 알고 가능성을 측정하고 감정에 좌우되지 않으며 계산하는 방법으로 기능을 발휘한다. 이는 어떤 현실에 직면했을 때 사실을 수집하고 객관적 · 분석적으로 판단하고 있을 때, adult의 자아상태에 있다고 한다.

1) Ⓟ 자아상태

Ⓟ의 자아상태에 있을 때는 내려다보는 자세가 되며 "도대체 뭐하고 있는 것인지 모르겠다고" 또는 부드러운 음성으로 "힘든 일 있으면 도와주어야겠다" 라고 생각한다. 이와 같은 상황은 어려서부터 학습에 의한 것으로, 부모가 자신에게 한 것과 똑같이 부정적 또는 긍정적 태도를 취하고 있는 것이다.

2) Ⓐ 자아상태

Ⓐ의 자아상태로부터 정신적 에너지를 내고 있을 때는, 올바른 자세와 냉정한 태도로 "어떻게 하면 해결할 수 있을까" "확인할 수 있는 방법은 무엇일까? 알아봐야겠다." 면서 사실에 입각한 판단하에 이성적으로 일을 해결하고자 한다.

3) Ⓒ의 자아상태

Ⓒ의 에너지는 "이것 참 예쁘다! 값이 비싸서 놀랬다!" 와 같이 느낀 바의 자신을 그대로 표현하거나, "그래, 이번에는 참아야지. 내가 져야지, 뭐." 라고 자기 본래의 감정을 누르며 조심스러운 행동을 하도록 한다.

자아개념의 성질구분	자아구분	자아개념의 기본학습 과정
권위적 비판적 보호적	Ⓟ	부모와 동일한 행동 학습된 나
논리적 합리적 계산적	Ⓐ	통계적으로 생각하는 나
본능적 직관적 순응적	Ⓒ	본래대로의 행동 유아기에 느낀 나

그림 6-2 자아상태의 개요

(2) 자아상태 그리는 법

자아상태를 그리는 방법은 그림 6-3a가 공식적인 형태이며, 바깥쪽의 큰 그림은 total personality(전인격 또는 성격)를 말한다. 그림 6-3b, c가 같이 쓰이기도 하며, 일반적으로 그림 6-3c와 같이 표현한다.

또한 각각의 자아상태에서 정신에너지가 유동적으로 흐르기 때문에 Ⓟ, Ⓐ, Ⓒ의 간격은 떨어지거나 서로 겹쳐지지 않게 그린다.

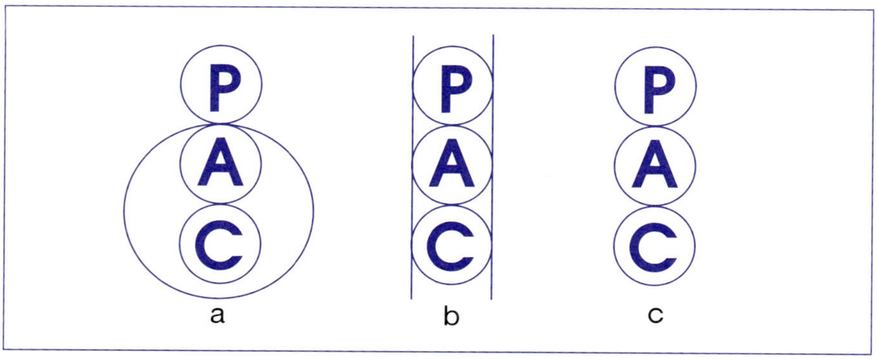

그림 6-3 자아상태의 도식

(3) 자아상태의 에너지는 유동적

마음의 움직임은 이와 같이 언제, 어디에서나 유동성을 발휘한다. 자아상태와 자아상태와의 사이는 반침투성의 막으로 되어 있어서 정신에너지가 Ⓟ, Ⓐ, Ⓒ의 통로를 자유롭게 움직이고 있는 것이다. 그렇다면 Ⓟ에서 Ⓒ로 가려면 Ⓐ를 지나야 하는 것인지에 대한 의문이 생기겠지만, 이 경우는 그림 6-4와 같이 Ⓐ의 옆을 지나가는 것으로, 다음의 예를 들 수 있다.

"군것질을 하고 양치질을 하지 않으면 충치가 생길 텐데 어떻게 하려고 그러니?" (Ⓟ)

이를 잘 닦지 않는 아이를 꾸짖는 어머니의 얼굴은 잔뜩 찌푸려 있었다. 이때 전화가 울렸다.

"◯◯야? 뭐라고? 정말이야? 그것 참 좋은데! 호호호!" (Ⓒ)

어머니는 친한 친구로부터 걸려온 전화로 인해 기분이 즐거워졌다. 한참 동안 이야기하던 어머니는 통화를 끝내고 아이의 방으로 향했다. 아이는 이도 닦지 않은 채 잠들어 있었다. 그러나 어머니는 처음의 언짢았던 마음이 이미 사라지고 없었다.

"결국, 양치질을 하지 않고 잠들어 버렸네. 어쩔 수 없지, 다음부터는 즐겁게 이를 닦도록 할 수 있는 방법을 생각해 보자!" (Ⓐ)

그러나 Ⓟ, Ⓐ, Ⓒ라는 것으로 인간의 정신작용을 실제 도해할 수 있는 것은 아니다. Personality 이론의 하나인 TA는 누구나 쉽게 이해, 활용하도록 만들기 위한 심리 연구방법의 하나라는 것이다.

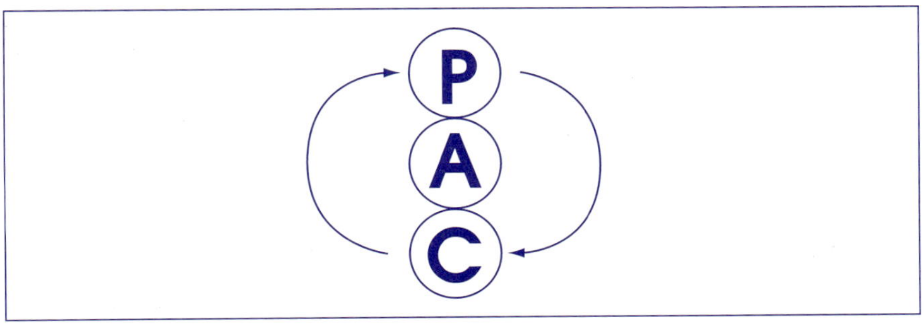

그림 6-4 에너지의 통로

표 6-2 자아상태의 반응결과

Ⓟ Parent	
말과 말의 표현	~해야 한다, ~하지마, ~하지 않으면 안된다, 언제나, 결코, 질문하지마, 방해하지 마, 좋은 아이가 되어라, 도와주겠다, 좋다, 나쁘다, 보기 싫어, 아름답구나, 똑똑하구나, 바보스럽네, 장난이 심하군, 사악하군, 틀렸다, 귀찮다, 혜택 받은 사람, 완고하다, 예의가 없다, 해봐, 두려워하지마, 자 이리와, 괜찮겠지, 걱정하지 말고, 당신을 보살펴 주지, 이제 기분이 좋아질 거야, 두고보자 등
몸짓과 자세	손짓하며 비난한다, 손짓하며 위협한다, 등을 친다, 스킨-쉽을 하며 위로한다, 테이블을 두드린다, 싫증난 얼굴, 손을 쥐며 참는다, 고개를 가로로 흔들며 안돼, 안돼하거나 위아래로 흔들며 OK를 나타낸다, 양팔을 낀다, 얼굴을 위로하고 내려다본다, 못마땅한 표정을 한다 등
어조, 얼굴표정	비난적, 격려적, 지지적, 동정적, 조소적, 불쾌한 얼굴, 수긍한다, 이마에 주름살을 지운다, 이를 악문다, 동정적, 거만한 얼굴, 미소, 애정적 등
Ⓐ Adult	
말과 말의 표현	어떻게, 언제, 누구, 무엇, 어디, 왜, 가능성은, 결과는, 네, 아니요, 사실은 무엇인가, 조사해보자, 이제까지 무엇이 문제였을까, 몇시 몇분 까지 해야 한다. 이유는 무엇인가, 이것을 시험해 보았는가, 이렇게 하면 움직인다, 비교해보자, 원인을 찾자 등
몸짓과 자세	바르고 흩어어지지 않는 자세, 알맞은 높이의 눈으로 접촉, 손가락으로 무엇인가를 가리킨다, 피드백한다, 이해의 확인, 관심을 나타낸다 등
어조	여분의 정서 없이 명쾌하게, 냉정, 직접적, 자신, 정보를 주거나 받거나 한다 등
얼굴표정	사려깊다, 주의깊게 관찰한다, 신선한, 지금 · 여기의 반응, 기민한 시선, 자신만만한 얼굴 등
Ⓒ Child	
말과 말의 표현	뭐야? 와, 엄마, 안돼, 싫어, 몰라, 그러고 싶어, 나 예쁘죠, 무서워, 살려줘, 아무도 나를 좋아하지 않아, 네가 나를 울린거야, 나야 나, 그이는 틀렸어, 내것이 네것보다 좋아, 집에 가고 싶어, 놀자, 이런 귀찮은 일, 과자 좀 더 줘, 모두가 나를 좋아하면 좋겠어 등
몸짓과 자세	의기소침, 낙담했다, 신경질을 일으키고 뿌루퉁한다, 즐거운 듯, 마음이 들떠있는 모습, 머리를 빗어 올린다, 뛰며 돈다, 창피한 듯이 우물우물한다, 손톱을 깨문다, 손을 들어 신호를 보낸다 등

목소리의 투	공연히 웃는다, 목청을 울리게 한다, 슬픈 듯이 운다, 속인다, 달콤한 이야기, 허가를 얻는다, 상스러운 말로 떠든다, 괴롭힌다, 약올린다, 역정을 낸다. 기분 나쁘게 한다, 크게 웃는다, 흥분상태로, 큰소리로 빠른 말을 한다, 장난치고 싶다 등
얼굴표정	눈물진 눈초리, 볼멘 얼굴을 한다, 타인에게 눈을 치켜뜬다, 눈을 내리깐다, 멍청하게 있다, 즐겁다, 흥분한 얼굴, 이상스럽다, 고개를 갸우뚱한다, 순진한, 눈을 크게 뜬 얼굴, 슬픔에 잠긴다, 절망, 감탄 등

2. 자아 구조 분석

구조분석(structural analysis)이란 자기이해를 하는 방법으로, 3개의 자아상태 Ⓟ, Ⓐ, Ⓒ를 써서 자신의 여러 행동이나 태도를 분석하는 방법이다. 사람은 일상생활 속에서 자아상태 Ⓟ, Ⓐ, Ⓒ 중에 어떤 것이 강하거나 또는 많이 작용해서 행동하고 있다. 사람의 말을 TA의 자아상태 Ⓟ, Ⓐ, Ⓒ로 분석해 보면, 어느 자아상태가 많이 사용되고 어떤 것이 적게 사용되는지를 알 수 있다. 구조분석에 의해 상대방이나 자신의 일반적인 마음의 상태를 알 수 있는 것이다.

(1) 구조분석 작성방법

구조분석도의 작성 방법은 Ⓟ, Ⓐ, Ⓒ를 명확히 이해하는 것부터 시작하여, 평소 자신이 주로 어떠한 자아상태에 보다 큰 정신에너지를 쏟고 있는지 생각하고, 오늘 일을 돌이켜 보고 일상을 회상해서, 자아상태의 반응결과 일람표에 비추어 보는 것이다.

평상시 자아상태가 움직이는 방법에 대한 대략적인 기준을 알았다면, 정신에너지 주입량의 크기에 따라 Ⓟ, Ⓐ, Ⓒ의 비율을 내서 그림으로 표시할 수 있는데, 그렇게 하므로서 성격 구조를 알 수 있다.

이것이 본래적인 방법이고, 표 6-2의 '3가지 자아상태의 분류표' 를 써서 한 번 더 해보면 증명을 할 수 있다. 우선 표 6-2의 항목 중 자신에게 해당한다고 생각되는 경우에 모두 체크한 다음, Ⓟ와 Ⓒ에 대해서는 체크한 항목 수를 합하여 총 합계점수를 내는데, Ⓐ는 합계점수를 2배로 한다. 이어 총 합계점수를 배분해서 반경을 정해, 위로부터 Ⓟ, Ⓐ, Ⓒ의 순서로 3개의 원을 그리면 된다. 이때 원이 서로 겹치거나, 사이가 벌어지지 않도록 해야 한다.

작성한 구조분석도를 그림 6-3에 나타난 자아상태의 편향과 비교해서 각 형태의 해설을 읽는다. 그리고 개선방법과 개선했을 때의 좋은 점을 살펴보며 생활에 적용하기 위해 노력을 해야 한다.

표 6-3 3가지 자아상태 분류표

부모(parent) 의 Ⓟ 자아상태	
(통제적 Ⓟ)	(보호적 Ⓟ)
• 보스기질이 있다. • 예의바르다. • 질책한다. • 규율을 지킨다. • 습관을 지킨다. • 전통을 지킨다. • 분별한다. • 동작에 활기가 있다. • 크고 굵은 소리를 낸다. • 도덕적이다. • 예의를 중시한다. • 비판한다. • 압력을 가한다. • 빈틈없고 꼼꼼하다. • 엄격하다. • 지시 · 명령은 일사불란하다. • 통제한다. • 선악을 분명히 한다. • 정의감이 있다. • 편견을 가진다. • 보수적이다. • 평가를 확실히 한다. • 권위를 중시한다. • 압박한다. • 원칙적이다.	• 거들어 준다. • 방임한다. • 잘 도와준다. • 자상하다. • 위로한다. • 보호한다. • 동정한다. • 마음을 쓴다. • 지지적이다. • 돌보아준다. • 양육적이다. • 관대하다. • 헤아림이 많다. • 격려한다. • 간섭한다. • 불쌍히 여긴다. • 구원한다. • 뺨을 맞대고 비빈다. • 용기를 북돋는다. • 보살펴 준다. • 귀여워한다. • 수긍한다. • 칭찬한다. • 껴안는다. • 호의적이다.

성인(adult)의 Ⓐ자아상태	
(논리적 Ⓐ)	(합리적 Ⓟ)
• 통계를 중시한다. • 숫자에 밝다. • 안정된 느낌 • 이성적이다. • 컴퓨터적이다. • 냉담하다. • 무미건조하다. • 차가운 인상 • 타산적이다. • 많이 생각한다. • 잘 깨닫는다. • 정보를 수집한다. • 논리적이다.	• 현상을 분석한다. • 지성적이다. • 현실적이다. • 합리적이다. • 사실에 따라 행동한다. • 계획을 세운다. • 객관적인 행동 • 신중하다. • 논리가 정연하다. • 계산을 정확히 한다. • 관찰한다. • 냉정하다.

어린이(child)의 Ⓒ 자아상태	
(자유롭다 Ⓒ)	(적응한다 Ⓒ)
• 재미있고 우습다. • 실컷 먹는다. • 놀기 좋아한다. • 타인과 잘 어울린다. • 내키는 대로 행동한다. • 적극적이다. • 충동적이다. • 자기중심적이다. • 제멋대로다. • 창조성이 풍부하다. • 반발한다. • 향락적이다. • 적당주의다. • 본능적으로 행동한다. • 자발적이다. • 버릇없는 행동을 한다. • 자유로이 감정표현을 한다. • 자유분방하다. • 건방지다. • 순간적으로 머리가 회전한다. • 직관적이다. • 호기심이 강하다. • 천진난만하다. • 활발하다. • 자유롭게 행동한다.	• 예의에 따른다. • 상대방의 감정에 맞춘다. • 아첨한다. • 의존적이다. • 순종한다. • 자기를 책망한다. • 영합한다. • 마음이 비꼬인다. • 반항하지 않는다. • 양보심이 많다. • 자기를 불쌍히 여긴다. • 대결하지 않는다. • 순응하기 쉽다. • 온순하다. • 협조적이다. • 타협한다. • 상대방의 말을 듣는다. • 자기 기분을 억제한다. • 발언을 삼간다. • 얌전하다. • 참는다. • 솔직하다. • 비판 없이 신뢰한다. • 한사람의 마음대로 움직인다. • 감정을 억제한다.

(2) 구조분석의 해석

구조분석의 방법을 이해하고 해석할 수 있는 방법을 그림 6-5의 예를 들어 설명하면 다음과 같다.

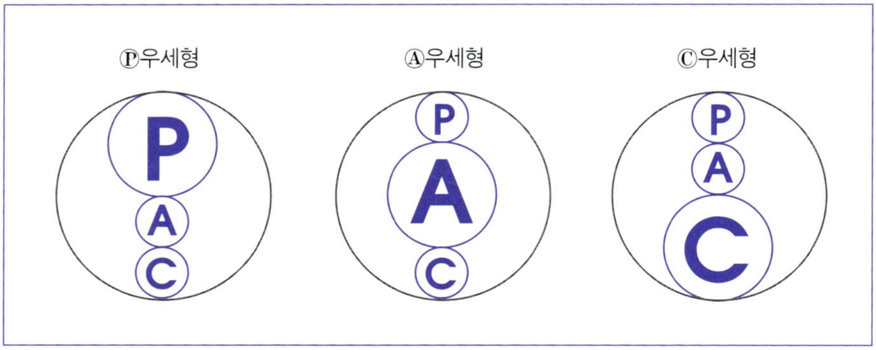

그림 6-5 자아상태의 편향

일반적으로 Ⓟ우세형의 사람은 융통성이 없고 착실하기 때문에 본래적인 감정을 표현하지 못해 인생을 즐기는 능력이 부족하다. 또한 일중독에 빠지기 쉬우며 양친 또는 양육자가 하는 방법으로 '이렇게 해야 한다' 던가 '저렇게 해야 한다' 는 등이나 '이렇게 해 준다', '저렇게 해 준다' 는 식의 행동이 많으므로, 상대방은 Ⓒ우세형이 되어 버릴 수 있다.

Ⓐ우세형은 현실적 자아가 지나치게 강하고 계산적이 되기 쉬우며 합리적이라도 인정이 적으며 상대방도 Ⓐ의 자아상태가 되어서 서로 가까워지기가 어려운 관계가 될 수도 있다.

Ⓒ우세형은 유아적 욕구가 강하며 현실적 자아Ⓐ의 부족 때문에 문제처리나 해결에 약할 수 있으며, 규범적 자아Ⓟ의 발달이 약하여 사회적 적응에 어려운 점이 많다. 또한 감정적인 측면이 우세하여 자기 뜻대로 행동하거나 또는 반대로 자신을 억제해서 상대방의 감정에 맞추려고 한다. 이러한 사람을 대할 때 상대방은 Ⓟ로 접하는 일이 많아질 것이다.

이러한 사람들에게는 자아상태의 사용에 편향이 있다는 것이다. Ⓟ우세형의 사람은 때와 장소, 상태 등에 관계없이 부모(parent)의 자아상태를 많이 쓴다. 이러한 사람과 상대하는 사람은 Ⓒ우세형이 되기 쉬운 반면, 그 반대로 Ⓒ우세형이기 때문에 상대방이 Ⓟ를 더 많이 내야 하는 경우도 있다. Ⓟ우세형의 사람은 Ⓒ

우세형의 사람과의 관계(친구, 상사 또는 부하, 부부)에서 'Sadism-Masochism' 관계를 맺는 경우도 있다. 이를 심리게임 또는 인생게임이라고 부르고 있다.

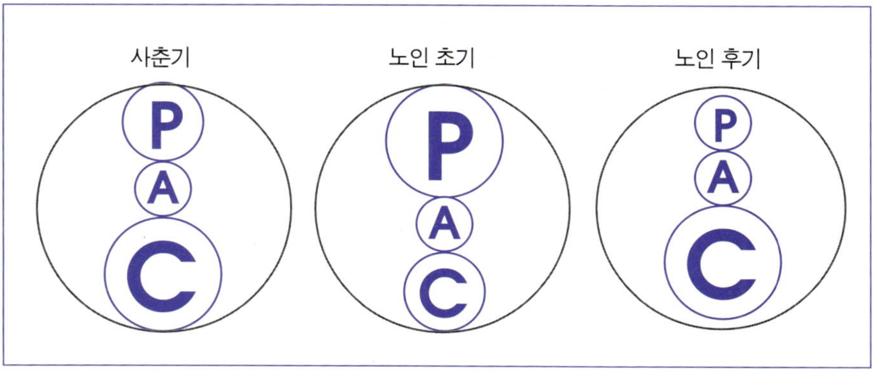

그림 6-6 인생의 시기별 편향의 예

그림 6-6은 인생의 특정 시기에 있어서의 자아상태의 사용을 도식화한 것이다. 이를 보면 사춘기 때에는 아직 아이다운 마음 구조가 많이 남아있으나, 성인과 노인기를 따라가며 노인 후기가 되면 다시 유아로 되돌아가는 것 같다. 그러나 이와 같은 상황은 일반적인 경향이고 개인차가 많아, 일률적으로 말할 수 없다.

경제적으로 어려운 가정의 장남, 장녀는 동생들이 많아 부모와 함께 가정을 돌보아야 하기 때문에, 노인 초기 타입의 구조를 나타내는 경우도 있다. 자아구조 분석에서 어떤 형태의 그림이 나오든지 개인의 특성으로 크게 걱정할 일은 아니지만, 바람직한 자아구조에의 노력은 필요할 것이라고 생각한다. 그림 6-4는 일반적인 분류로서 이해해야 하며, 사춘기와 노인 초기 사이에 청년기, 장년기 등으로 분류할 수 있다. Ⓟ우세형이나 Ⓒ우세형 등이나 3개의 자아상태 가운데 2개가 클 경우도 있다. 예를 들면 Ⓟ · Ⓒ우세형의 경우는 상반된 성격 및 행동으로 정신적인 스트레스를 받을 수 있다.

1) 좋아하는 자아상태와 직업선택

앞서 연구한 자아상태 Ⓟ, Ⓐ, Ⓒ의 구조분석과 같이 사람에게는 누구나 스스로 선택하는 자아상태라는 것이 있으며, 이에 의해 나타나는 특이한 행동양식을 보고 그 사람의 성격을 판단한다. 이는 또한 직업선택과 무관하지 않을 것이다.

Ⓟ우세형의 사람이 선택하는 직업의 예로는 교사, 목사, 평론가, 고전예술인 등 문화나 전통을 전하는 직업이나 경찰관, 간호사, 보모, 관리자 등 남을 보살펴 주는 직업이나 자원봉사자 등이며, Ⓐ우세형의 사람이 선택하는 직업의 예는 측량기사, 회계사, 행정서사, 약사, 변호사, 기술자 등 사물의 원리나 사실에 의거해서 정리, 판단하는 직업이나 뉴스해설자나 실황방송자 등이다. 또한 Ⓒ우세형의 사람이 선택하는 직업으로는 화가, 영화연극인, 문예가, 만담가 등 예술인이나 정감에 호소하는 직업 등으로 설명할 수 있다.

그렇다면 당신은 무엇이 주도하는 형인가? 당신의 직업은 무엇인가? 자신의 주도형에 맞는 직업을 선택했다고 생각하는지 자신의 마음구조에 대한 관찰이 필요하다. 주위 사람들의 자아구조도 관찰하여 당신과 다른 사람들의 자아경향 또는 특색, 마음의 구조를 이해하고 실생활에 적용해야 할 것이다.

2) 구조분석에 의한 행동개선의 방법과 장점

자아상태를 분류할 수 있고 구조분석을 이해하였다면 인간행동의 개선을 위한 노력이 있어야 한다. 스스로 평상시 자신의 행동을 되돌아보아 Ⓐ의 자세로 사실을 파악하여 Ⓟ, Ⓐ, Ⓒ의 불균형을 파악하면서 개선을 위한 단서를 잡아야 한다. 구조분석에 의한 개선에 대한 예는 다음과 같다.

- **Ⓟ우세형의 사람** : Ⓟ가 극단적으로 클 경우에는 어디서 누구와 어떤 경우라도 그 사람이 말하는 것, 행동하는 것에 모두 Ⓟ적인 말투, Ⓟ적인 태도, Ⓟ적인 행동 등이 나타난다.

  예를 들면 부서원들이 모두 함께하는 즐거운 저녁식사 자리에서 상사가 부하와 동료에게 "~해야 한다" 던가 "그건 안돼!" 등의 명령어조의 자기주장을 했다면, 분위기는 어떻게 될까? 자신의 위치를 의식하여 타인을 내려다보는 말투를 사용하고, 비판 · 비평하는 등의 말로 분위기를 흐리게 한다. 그러나 이와는 달리 때와 장소에 관계없이 타인을 위해 무엇이든지 해준다던가, 이상하리만큼 잘 보살펴주며, 친절을 강요하는 행동을 하기도 한다. Ⓟ우세형인 사람은 자기의 Ⓟ적 행동을 알게 되어 Ⓐ로 에너지를 옮겨가는 노력을 하며 따라서 상대방의 반응도 Ⓐ가 되므로, 대인관계는 Ⓐ대 Ⓐ가 된다. 이때 Ⓐ로부터 Ⓒ로 바꾸는 것은 조금 더 수월해지며, Ⓐ에서 Ⓒ로 바꿀 수 있다면, 부서원들은 모두 즐거운 시간을 갖게 될 것이다.

>> **Ⓐ우세형의 사람 :** 그렇다면 Ⓐ가 지나치게 강화된 Ⓐ우세형의 사람은 어떠한가? 언제나 냉정하게 사실을 관찰하고 무미건조한 말이나 감정 없는 말투, 탈을 쓴 듯한 표정 없는 얼굴, 상대방을 받아들이지 않을 것 같은 자세와 태도 등으로 상대방은 인간적인 만남을 기대하기 어렵다고 생각할 수 있다. 모임에서 항상 숫자나 통계에 의거한 사실만을 화제로 삼는 경향이다. Ⓟ우세형의 사람이나 Ⓒ우세형의 사람과는 5분도 이야기를 계속할 수 없게 되며, 서로 Ⓐ의 자아상태로 만들기 위하여 신경을 쓰게 되어, 결국 스트레스를 주고받는 사이가 되고 만다.

3) 자기통제의 길

구조분석을 통해 대인관계 안에서 스스로의 행동유형을 알아 ⒸⓅ의 경직됨에서 해방되면 긴 인생을 행복하게 살 수 있을 것이다. 통제과정은 '이해→느낌→실천' 의 반복을 통해 개선 · 진보해 나간다.

상황에 맞는 Ⓟ, Ⓐ, Ⓒ 3개의 자아상태의 균형이 잘 이루어져야 심신이 모두 건강한 상태라고 할 수 있으며, 이때 스스로의 능력을 충분히 발휘할 수 있는 것이다.

그림 6-7과 같이 Ⓟ, Ⓐ, Ⓒ가 평균적으로 공존하고 있다는 것은, 때와 장소, 상황에 적절하게 행동하며 자아상태가 자유롭게 발휘되고 있는 것이다.

자신의 마음구조 움직임을 알고 의도적으로 바람직한 자아상태로 바꾸려는 노력을 하면서, 스스로 구조 분석도를 그리거나 다른 사람을 통해 피드백을 받으면서 일정한 기간 변화를 의식한다면, 원만한 사회생활은 물론 인간관계의 신뢰를 높일 수 있다.

때때로 하루에 사용한 자아상태의 양을 생각해서 구조 분석도를 그려보자. 여러 번 반복해서 그려보아 자아의 구조에 변화가 일어났는지를 조사함으로써, 스스로의 마음구조를 의식화할 수 있다.

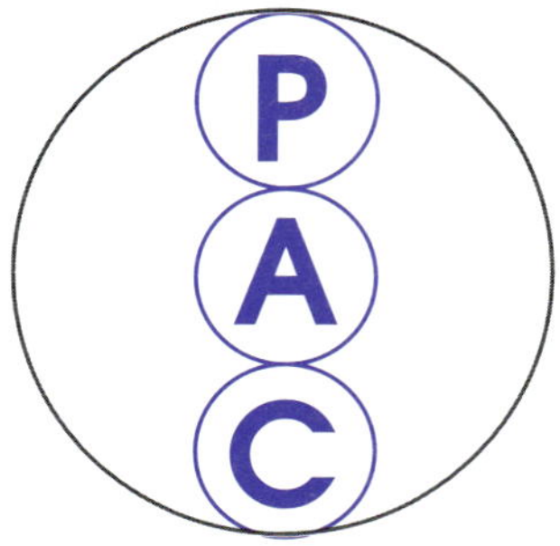

그림 6-7 균형잡힌 자아상태

3. 자아 기능 분석

사람의 자아상태 Ⓟ, Ⓐ, Ⓒ를 조금 더 세분화하여 어떻게 구조화되어 있는지를 알기 위한 것을 구조분석이라 하며, 이것은 사람의 자아상태가 어떠한 기능을 하는지의 실제를 알기 위한 방법으로 각 자아 상태를 기능별로 분석하는 것이다.

(1) 자아상태의 실제를 알기 위한 기능분석

기능분석은 우선 구조분석 되어 있는 Ⓟ, Ⓐ, Ⓒ를 더욱 기능적으로 세분화해야 한다. 기능분석(functional analysis)에서는 부모의 자아상태 Ⓟ를 다시 기능적으로 분류하여, 통제적Ⓟ=CP(Controlling Parent), 보호적Ⓟ= NP(Nurturing Parent)으로 나눈다. 때로는 CP를 부성적Ⓟ=FP(Father Parent), NP를 모성적Ⓟ=MP(Mother Parent)로 표현할 수도 있다. 그러나 (FP)는 남성에게, (MP)는 여성에게 많다는 오해를 가져올 염려가 있으므로 (CP)와 (NP)로 표시하고 있다.

한편, 어린이의 자아상태 Ⓒ는 태어난 그대로 자연스럽고 자유로우며 속박 없는 자유로운 Ⓒ=FC(Free Child)와, 스스로의 의견에 반해도 타인의 기대에 따르는, 즉 상대방과 타협하는 적응하는 Ⓒ=AC(Adapted Child)로 분류하게 된다. Ⓐ만은 그대로 있으며, 나누어지지 않는다.

5개의 자아상태에서 사람의 행동이나 태도를 분류하는 구체적인 기능분석은 다음과 같다.

구조그림	구조내용
CP NP	CP= Controlling Parent (통제적 부모) NP= Nurturing Parent (보호적 부모)
A	A= Adult (성인)
FC LP AC	FC= Free 또는 Natural (자유로운 아이) ← Child 내의 가르침을 받지 않은 본래의 부분 LP= Little Professor (소교수) ← Child에 나타나는 Adult의 부분 AC= Adapted Child (적응한 아이) ← 경험이나 부모의 가르침이 Child에 영향을 준 부분

그림 6-8 자아 기능 분석

1) 부모(parent)

부모나 유아기에 영향을 받은 사람으로부터 가르침을 받은 것으로서 비판적인 Ⓟ=CP와 보호적인 Ⓟ=NP의 작용을 하는 부분이며, 다른 사람에게 비판적이거나 보호적이다(그림 6-9).

(비판적)	【 Parent 】	(보호적)
그렇게 해서는 안돼. 좋다. 나쁘다. 옳다. 그르다.	CP | NP	도와 주겠다. 잘했구나, 잘알았다. 그렇게 하렴

그림 6-9 부모의 자아상태

2) 성인(adult)

Ⓐ는 합리적으로 생각하며, 통계에 의한 기존의 사실과 비교 판단함으로써 문제를 해결한다. Ⓐ는 일반적인 의미의 감정과 다른 객관적인 숫자, 예를 들면 통계자료의 인용, 책 페이지의 인용 등 관련된 결과물과의 비교와 같은 감정이다(그림 6-10).

Ⓐ 부정적	【adult】	Ⓐ 긍정적
실리적이다. 계산된 판단을 한다.	A	효과적으로 선택한다. 합리적으로 결정한다

그림 6-10 성인의 자아상태

3) 어린이(child)

Ⓒ에는 부모의 비판을 두려워하거나, 부모를 기쁘게 하고 그 마음에 들도록 좋은 행동을 하는 적응한 Ⓒ, AC와 자유롭게 행동하는 자유로운 Ⓒ, FC가 있다. 후자는 다시 직감이 작용하는 Ⓒ, LP=소교수와 부모에 구애받지 않는 자연 그대로의 Ⓒ, NC로 나눈다. 여기서는 NC와 LP를 합쳐 FC라고 하겠다.

FC 성질	【child】	AC 성질
타인에게 구애받지 않는다. 다른 사람의 감정과 무관한 자기 본래의 감정	FC LP AC	부모나 타인에 신경을 쓴다. 다른 사람의 감정을 이해하는 순하고 착한 감정

그림 6-11 어린이의 자아상태

(2) 기능 분석도의 작성방법

기능 분석의 일반적인 도해와 각각을 표현하는 어휘는 그림 6-12와 같다.

기능내용	기능분석	기능내용
• 이상 • 양심 • 강제	CP / NP	• 헤아려줌 • 관용 • 참견
• 지성 · 이성 • 냉정한 계산	A	• 사실을 응용하는 현명함 • 지혜로움
• 자연의 어린이 • 천진난만 • 순간적인 떠오름	FC / AC	• 참을성 • 좋은 아이 • 주체성 결여

그림 6-12 기능분석도의 개요

1) 자아상태의 긍적 · 부정의 양면

지금까지의 연구에 의하면, 자칫 CP는 비판적인 것으로 나쁘고 NP는 양육적인 것이므로 좋으며, AC는 순응 또는 적응적으로 스스로의 마음을 가지지 않고 FC는 자유로운 자신이며, Ⓐ는 항상 좋다는 느낌을 주기 쉽다. 그러나 사물에는 언제나 양면이 있듯이 자아상태에도 'OK' 와 'Not OK' 의 사물이 있어 자아상태의 긍정 · 부정의 양면을 나타내고 있다(그림 6-12).

예를 들면 OK NP는 양육적이고 Not OK NP는 과보호이며, Not OK CP는 편견적이지만 OK CP는 양심적 · 도덕적이다. Ⓐ도 언제나 사실에 입각한 정당한 판단만이 아니라, 때로는 계산적 · 타산적인 마음의 움직임에 의해 상대방의 기분을 상하게 하는 Not OK일 때도 있다. 이 그림을 통해 스스로의 자아상태를 깨닫고, 다른 자아상태의 섬세한 움직임을 읽을 수 있다(그림6-13).

Not OK의 면	기능분석	OK의 면
• 과간섭, 압박한다 "내가 하라는 대로 해!" • 과보호, 구원한다 "내가 해줄게!"	비판적 C 보호적 P	• 선악의 구별을 가르친다. • 예의범절을 제시한다. • 양육, 보호한다. • 배려, 마음쓰기
• 타산적 · 계산하는 속셈 • 무감동적으로 행동한다. • 한자나 통계의 악용 • 컴퓨터 같은 행동	A	• 사실과 데이터를 중시한다. • 논리적, 이성적인 사고를 한다. • 문제를 해결한다. • 컴퓨터와 같이 정확하다.
• 제멋대로며 자기중심적 • 행동적, 향락적이다. • 감정을 억제한다. • 다른 사람의 말대로 움직인다.	자유로운 C 적응한 C	• 자유, 자연스런 행동이 있다. • 자발적, 직선적이다. • 예의범절을 잘 지킨다. • 신중하고 솔직하다.

그림 6-13 기능분석에 의한 자아상태의 양면

표 6-4 기능분석으로 본 성격행동

구조분석	가르침을 받은 나 Ⓟ (부모)	
기능분석	CP	NP
자아상태	봉건적 · 보수적 · 권위적 · 비판적 · 규제적, 통제적 · 편견적 · 도덕감 · 선악감 · 정의감 · 문화 · 전통 · 습관을 전달	교육적 · 보호적 · 지지적 · 동정적 · 구호적 · 헤아려 줌 · 방임 · 원조 · 배려 · 위로 · 심부름해 줌
언어	• 이렇게 해라, 그렇게 하면 안 된다. • 요새 젊은이는 무책임해서 야단이야! • 도대체 남자가 머리를 기르다니 더러워서 안돼! • 틀렸어!	• 이렇게 해준다, 저렇게 해줄게 • 잘했어, 어떻게 위로할지 방법을 생각해야지 • 꽤 곤란한 모양인데, 어떻게 해 주어야지 • 좋은 아이구나
태도	• 멸시하는 자세, 양팔을 낀다, • 비난하는 듯한 얼굴 표정, • 압력을 넣으려는 자세 • 강압적 언동	• 상대방의 어깨를 껴안는다. • 손을 내민다. • 포옹한다. • 온화한 모습
상대방이 느끼는 감각	• 멸시를 당하고 있다. • 간섭받고 있다. • 복종하지 않으면 안 된다. • 열등감을 갖는다.	• 동정 받는 기분 • 달래는 태도 • 위로받고 있다. • 간섭받고 있다.

구조분석	생각하는 나 Ⓐ (성인)
기능분석	A
자 아 상 태	논리적 · 합리적 · 객관적 · 이성적 · 컴퓨터적 · 사실 평가적 · 정보수집 · 지향적 · 현실지향 · 깨달음
언 어	• 숫자가 어떻게 되어 있는지 통계를 조사해 보자. • 오늘은 무슨 요일인가. • 어쨌든 사실을 조사해보자. • 반대의견을 들어보자. • 어떻게 해서 그쪽으로 가는지 사실을 확인해보자.
태 도	• 다리를 바르게 땅에 대고, 손은 무릎 위에 올려놓는 바른 자세 • 안정된 마음 • 무감정적이며 냉철함
상 대 방 이 느끼는 감각	• 안정된 느낌 • 냉정하고 침착하다. • 객관적인 사리판단 • 타산적이라고 생각한다.

구조분석	느끼는 나 Ⓒ (어린이)	
기능분석	FC	AC
자 아 상 태	본능적 · 자발적 · 자동적 · 적극적 충동적 · 향락적 · 반항적 · 반동적 직관적 · 창조적 · 호기심 · 자기중심적	순응적 · 소극적 · 폐쇄적 · 적응적 · 감정억압적 · 비대결적 · 자기연민적 · 양보 · 복종 · 신중 · 솔직 · 의존적
언 어	• 자, 일이 일단락됐는데 한 잔 할까! • 저런! 일이 어찌되건 내가 알게 뭐야! • 시간에 늦어 ; 누구에게 도움을 청해야지! • 아 그렇다.	• 다음에 할 일은 무엇이지? • 내가 도울일이 있을까? • 꽤 곤란한 모양인데 ; 어떻게 해 주어야지 • 그래야겠구나
태 도	• 자유로운 행동 • 희로애락의 직접적 표현 • 개인적 • 주도적	• 자기 기분을 억제한다. • 보기에 단정한 자세 • 영합적 • 의존적
상 대 방 이 느끼는 감각	자연스러움	기분을 억제한다.
느끼는 감각	밝음 자유스러움 즉각적인 떠오름	비굴함 착한 아이 아첨한다.

07 행동유형 진단과 분석

교육목표

1. 이고그램의 의미를 알고 해석할 수 있다.
2. 구조분석과 기능분석의 관계를 이해한다.
3. 구조분석을 할 수 있으며, 행동개선의 의미를 이해한다.

◈ 행동유형 진단과 분석

인간행동유형의 진단과 그에 따른 분석은 자아상태가 일상생활에서 어떻게 기능이 발휘되는지 분석하는 것으로, 자아진단지를 통해 판단할 수 있다. 이를 구체적으로 표현한 방법으로 '이고그램'이 있다. 이는 자아상태의 움직임을 그래프화한 것이며, 번과 듀세(Eric Berne, J. Dusay) 박사가 개발한 것이다.

거울로 자신의 겉모습을 비춰보면, 자세를 바르게 한다거나 복장을 단정하게 하는 데 도움을 받을 수 있다. 이처럼 마음을 거울에 비출 수 있다면 마음 속 깊숙이 자리잡은 왜곡된 자아를 깨달아 바꿀 기회를 얻을 수 있을 것이다.

1. 이고그램 작성과 유형별 분석

이고그램은 마음의 상태를 스스로 기록하여 Ⓟ, Ⓐ, Ⓒ의 작용을 조사하여, 그 반응의 형태를 그래프에 표시한 것이다. 자신의 마음구조를 알고 싶은 사람에게 이고그램 체크리스트를 권한다. 50문제의 간단한 질문에 '그렇다(O)' '아니다(×)' '중간이다(△)'로 답하고, 각 항목별 점수를 적으면 그 결과로 마음구조를 알 수 있는 그래프가 그려진다.

번 호	내 용	판단기준				
1	나는 손익을 생각하고 행동하는 편이다.					
2	나는 스스로 자유롭게 행동하는 사람이라고 생각한다.					
3	나는 남의 말을 가로막고 나의 생각을 말하는 일이 있다.					
4	나는 생각하고 있는 바를 말하지 못하는 성질이다.					
5	나는 다른 사람을 엄하게 비판하는 편이다.					
6	나는 다른 사람에 헤아려 주는 편이 강하다.					
7	나는 상대방의 좋은 점을 잘 알아차리는 편이다.					
8	나는 대화 중에 감정적이 되는 일이 적다.					
9	나는 호기심이 강한 편이다.					
10	나는 시간이나 금전에 대한 약속을 소홀히 하는 것을 싫어한다.					
11	나는 사람들로부터 좋은 인상을 받고 싶어한다.					
12	나는 남이 부탁하면 거절 못하는 편이다.					
13	나는 양보심이 많으며 앞으로 나서지 않는 편이다.					
14	나는 사회의 규칙, 윤리, 도덕 등을 중시한다.					
15	나는 사물을 분석적으로 깊게 생각한 다음에 결정한다.					
16	나는 싫은 일은 이유를 붙여 뒤로 미루는 경향이 있다.					
17	나는 아이들이나 남의 일을 돌보아 주는 것을 좋아한다.					
18	나는 내생각을 주장하기보다 타협하는 일이 많다.					
19	나는 감정보다는 이성적인 편이다.					
20	나는 예절이나 규범에 까다로운 편이다.					
21	나는 의견이 서로 다를 때는 양쪽 의견을 모두 듣고 결정한다.					
22	나는 오락, 음식 등을 만족할 때까지 찾는 편이다.					
23	나는 남에게 책임감을 강하게 요구한다.					
24	나는 남에 대해 융통성 있는 편이다.					
25	남의 안색이나 말에 신경을 쓰게 된다.					
26	나는 불만이 있더라도 참는 편이다.					
27	나는 "해야한다. 하지 않으면 안된다."는 말을 자주 쓴다.					
28	나는 말하고자 하는 것을 서슴없이 말해 버리는 편이다.					
29	나는 작은 잘못이라도 흐지부지 지나치지 않는 편이다.					
30	나는 남의 기대에 어긋나지 않도록 노력을 많이 한다.					
31	나는 자기 감정을 억누르는 편이다.					
32	나는 원하는 것을 손에 넣지 않으면 못배기는 편이다.					
33	나는 무슨 일이나 사실에 입각해서 판단한다.					
34	나는 "야, 멋있다, 와" 등 감탄사를 자주 쓴다.					
35	나는 자신이 없고 열등감을 느낄 때가 많다.					
36	나는 여러 가지 책을 많이 읽는 편이다.					
37	나는 농담을 잘 하는 편이다.					
38	나는 화내는 일이 많은 편이다.					
39	나는 좋다, 나쁘다를 분명하게 말한다.					
40	나는 앞으로의 일을 냉정하게 생각하고 행동한다					
41	나는 잘 모르는 것은 질문이나 상의해서 처리한다.					
42	나는 아이들이나 부하의 잘못에 대해 관대하다.					
43	나는 상대방의 말에 귀를 기울여 공감하는 편이다.					
44	나는 아이들이나 부하를 엄격히 교육시킨다.					
45	나는 흥에 취하면 도가 지나치는 행동을 할 때가 있다.					
46	나는 길을 물으면 친절히 가르쳐 준다.					
47	나는 감정이 풍부하고 눈물이 많은 편이다.					
48	나는 친구나 가족들에게 무엇이든 사주는 것을 좋아한다.					
49	나는 몸이 좋지 않을 때는 스스로 무리한 일을 피한다.					
50	나는 스스로 동정심이 많다고 생각한다.					
	계					

판단기준 계산법

흰 공간에 표시(V)를 한다.

(그렇다 ○, 아니다 ×, 잘 모르겠다 △)로 표시하되,

될수록 그렇다, 아니다로 답하게 하며 너무 깊이 생각하지 않고 생각나는 느낌을 바로 쓰게 한다.

그렇다 2점, 잘 모르겠다 1점, 아니다 0점의 점수를 부여한다.

<table>
<tr><th colspan="5">판단기준</th></tr>
<tr><th>CP</th><th>NP</th><th>A</th><th>FC</th><th>AC</th></tr>
<tr><td></td><td></td><td></td><td></td><td></td></tr>
<tr><td></td><td></td><td></td><td></td><td></td></tr>
<tr><td colspan="2"></td><td></td><td colspan="2"></td></tr>
</table>

각 칸의 점수를 세로로 더해서 맨아래 점수칸에 쓴다. 이 점수가 CP, NP, A, FC, AC의 각 척도가 되며 CP와 NP를 더한 점수가 PA의 경우 곱하기 2를 한 점수가 A, FC, AC를 더한 점수가 C의 점수가 된다.

각 점수를 Egogram에 옮겨 그래프로 표시할 수 있다. 10점을 기준으로 강점과 약점으로 구분한다. 보통 높은 점수를 낮추기는 어렵다고 하며, 낮은 점수를 높여 바람직한 성격 구조를 형성하도록 할 수 있다.

마음 그림표(egogram)

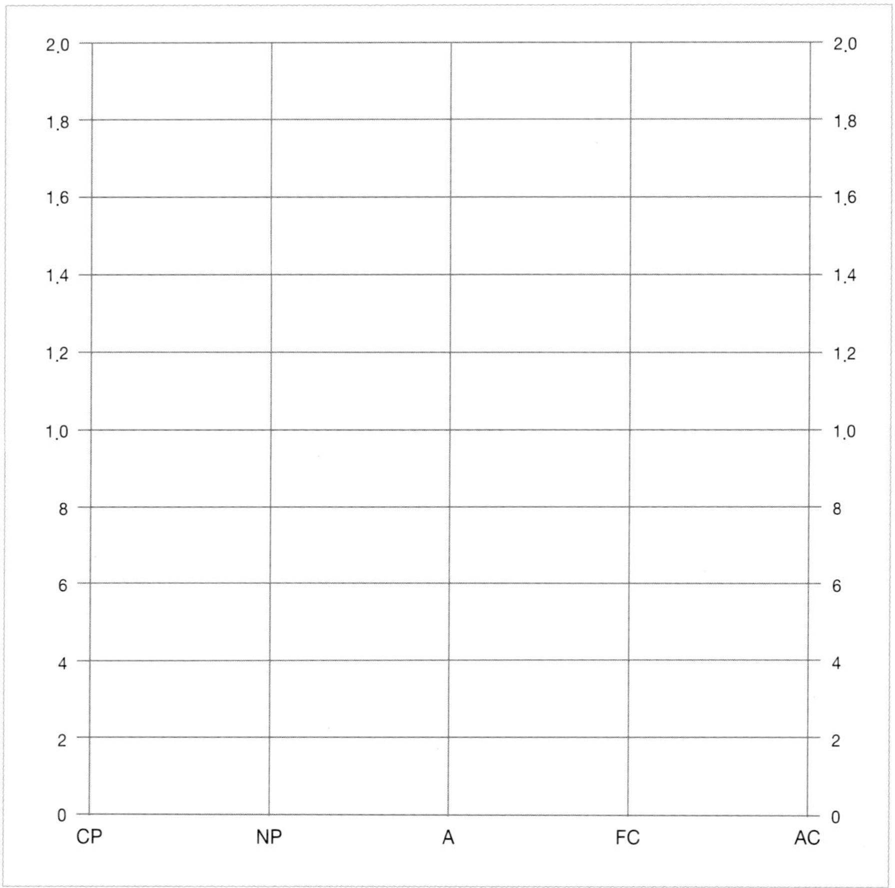

Strong point: ______________________________

____

____

Weak point: ______________________________

____

____

점수 1.0을 기준으로 너무 높은 점수는 내리도록 노력하고 너무 낮은 점수는 올리도록 노력한다. 그러나 높은 점수를 내리기 보다는 낮은 점수를 올리는 편이 수월하다고 한다.

(1) 이상적인 이고그램

이고그램에 나타난 바람직한 자아상태의 예는 Ⓐ가 높으며 CP와 AC가 낮게 나타나 있는데, 이는 토대가 되어있는 부분(생체에너지가 이 안에 축적되어 있는 상태를 상징적으로 표현하고 있음)으로부터 정신에너지가 세로막대 쪽에 액체처럼 흐르고 있음을 나타내고 있다.

이고그램은 각각의 부분 에너지가 모여 전체의 마음구조의 흐름을 표시한다.

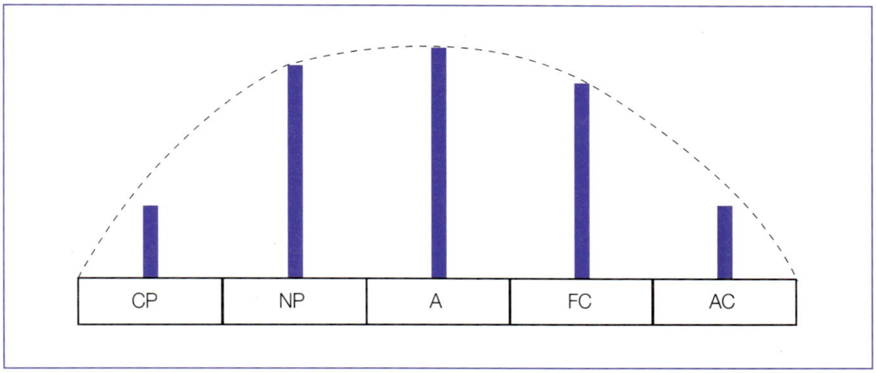

그림 7-1 바람직한 자아상태

그림 7-2~7-6까지는 각각 하나의 자아상태만이 높아져 있는 극단적인 예이므로, 참고하기 바란다. 만약 이와 같은 이고그램을 유지하는 사람이 있다면, 그는 입원 중이라고 생각해도 좋을 것이다. 특히 그림 7-6과 같은 경향이 있는 사람은 심신증, 신경증 등에 빠져 있을 가능성이 높다.

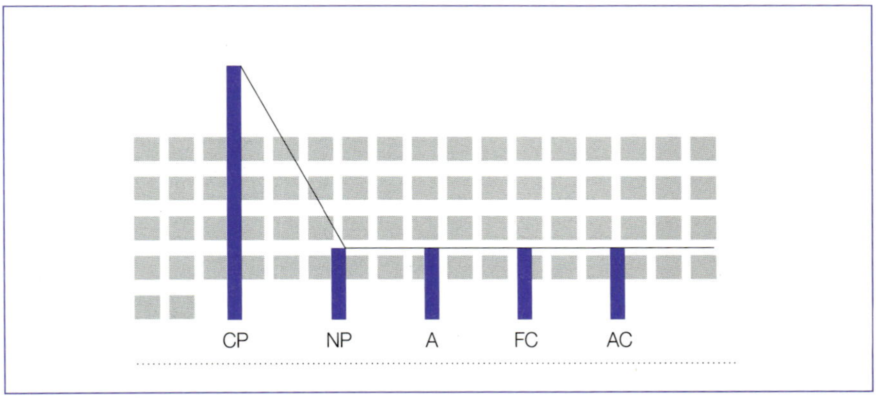

그림 7-2 과간섭 타입

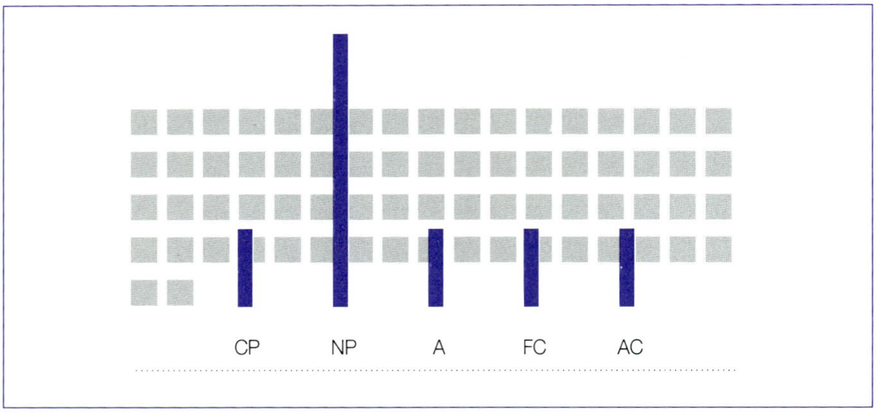

그림 7-3 과보호 타입

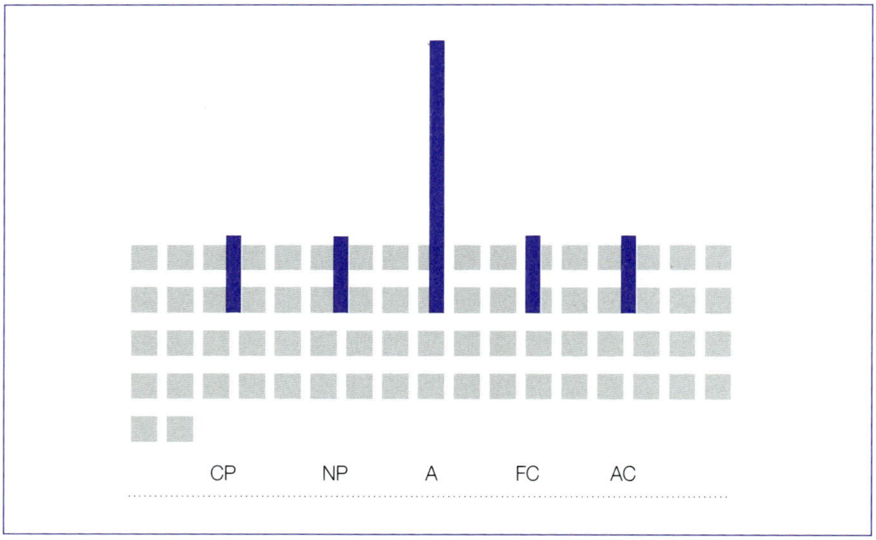

그림 7-4 과학자 타입

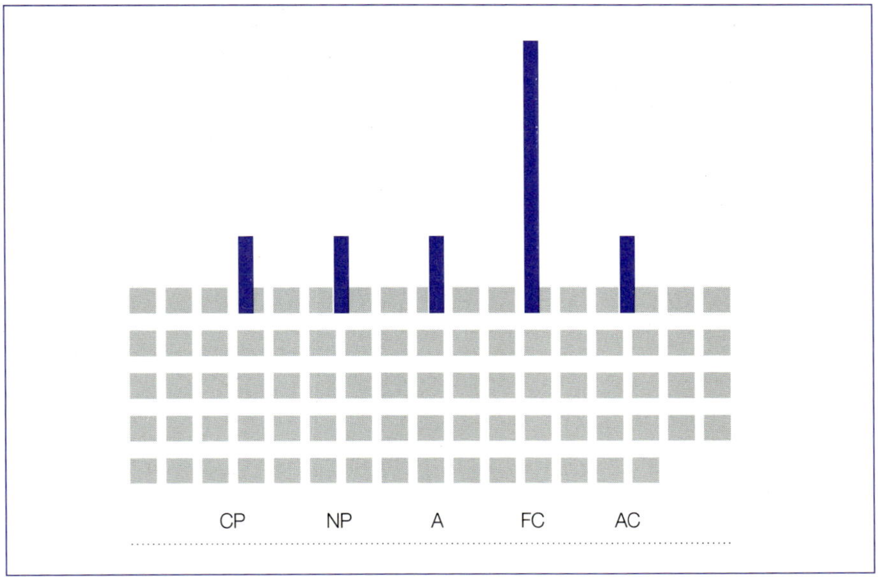

그림 7-5 예술가 타입

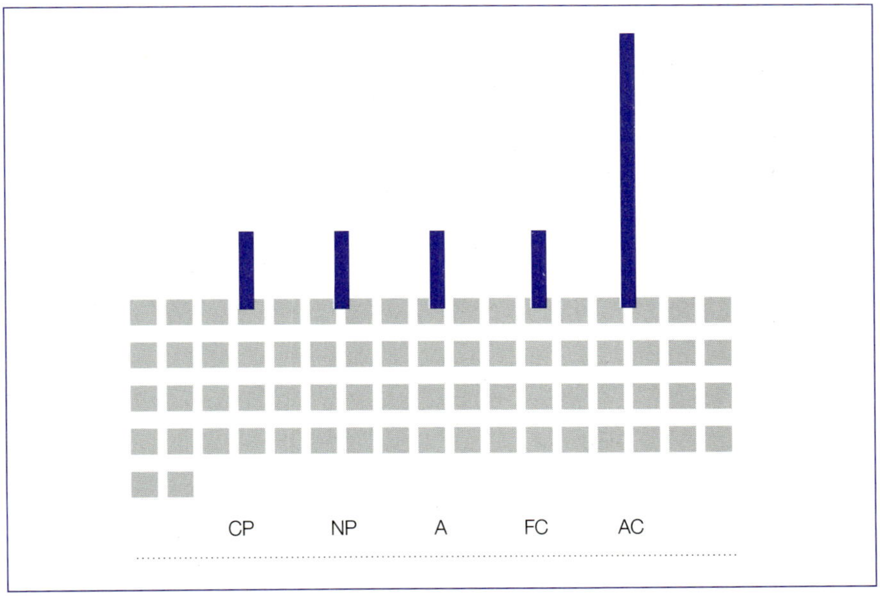

그림 7-6 타자 의존 타입

(2) 문제가 있는 이고그램

그림 7-7은 중소기업을 경영하는 60대 남성의 이고그램(egogram)에 의한 자기 분석으로, 실제적인 행동 면에서 정신에너지의 발산, 분포의 방법을 알아내서 그 양을 막대그래프로 나타낸 것이다. 필요에 따라 수정 방향으로 에너지를 전환하려는 것인데, 기능분석에서 빼놓을 수 없는 항목이다.

"내가 늙어서 그런지, 요즘 젊은이들이 무례하기 짝이 없다는 생각이 듭니다. 예의도 갖추지 않고 제멋대로인데다가, 일보다 노는데 열중하고 있어서 큰일입니다. 회사에서 그런 직원들을 보면 주의를 주려고 하는데, 잔소리 많은 노인이라는 말을 듣는 것도 싫고, 정말 어쩔 도리가 없어요……."

"불황이 깊어지면 저희 회사 같은 중소기업은 자금을 구하는 것이 업무의 전부로 되어버립니다. 거래처나 은행 사람들을 만나면 고개를 들기도 힘들어요. 거래처의 마음에 들자니, 뭐든지 그들의 요구에 맞춰주어야 하고……."

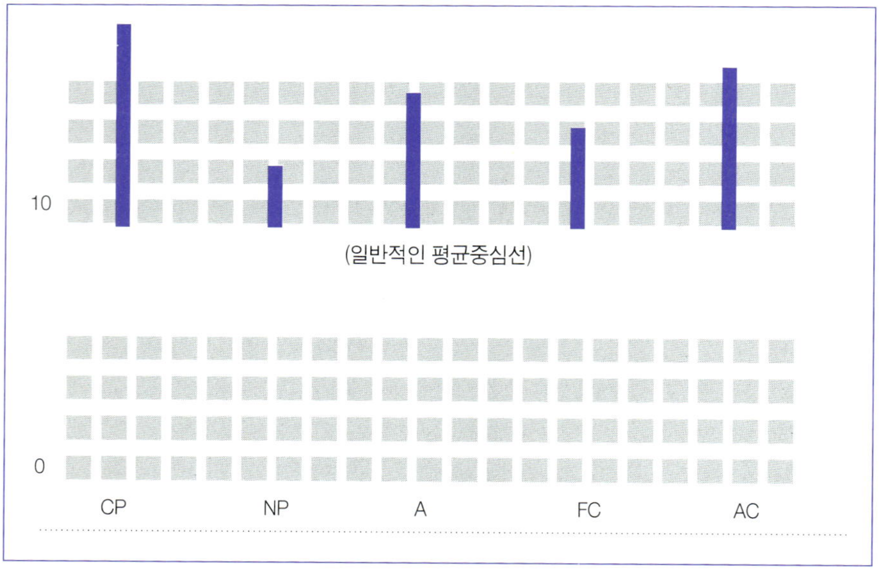

그림 7-7 위장장애를 호소하는 경영자(60대 남성)

"시장조사도 다른 직원들에게 맡기지 않고, 동업자들이 권하는 골프도 삼가며, 매일 오직 일만 하는데, 아무래도 나이 탓인지 너무 피로합니다. 지난 1, 2개월 동안 위통도 있었고 소화도 잘 안 되었어요. 혈압 때문인지 머리가 무겁고 개운치 않습니다……."

이 남성의 이고그램을 관찰해보면, 타인의 행동이 마음에 걸리면서도(CP) 속 시원하게 말하지 못하고 고객이나 거래처, 은행 직원을 대면하기 어렵다(AC). 반면에 상황에 대한 배려가 부족하고(NP), 오직 일뿐이며(A) 자유롭게 여가를 즐기지도 못함(FC)을 알 수 있다.

이 남성의 마음상태에 대한 해법은 다음과 같다. 우선 자신이 젊었을 때의 습관이나 기준(CP)으로 현재 직원들을 규제(CP)하지 말고 CP를 더욱 낮추어 직원의 자주성에 맡겨 책임을 지게 해야 한다. 자신이 말하고 싶거나 원하는 일은 단호하게 말해야 한다. AC와 FC를 역전시키기 위해서는 휴일을 자유롭게 지내고, 자기의 본심과 상관없이 상대방의 마음에 들려고 했던, 마음에도 없는 말을 줄이도록 해야 한다.

지금과 같은 상태가 계속되면 이 남성의 이고그램에서 수치가 높은 것은 더욱 높아지고, 낮은 것은 더욱 낮아져 뚜렷한 W형이 되어 버릴 것이다. 그렇게 되면 신체적인 건강에도 문제가 생겨서, 고혈압이나 위궤양이 발생할 가능성도 높다.

즉, 이 남성은 CP적 행동을 억제하고 NP행동을 늘리는 것이 선결과제이다. 이렇게 하는 것만으로도 스트레스가 낮아지고, 원만한 사회 생활을 할 수 있을 것이다.

(3) free hand

이고그램은 본래 전문가가 내담자의 상태를 보아 그 행동으로부터 특히 현저한 자아상태(빈번히 나오는 것이라든가 거의 나타나지 않는 것)를 파악해서 이고그램 상에 높은 세로막대와 낮은 세로막대로 표시한 다음, 자아상태의 고저를 그래프 상에 기입하여 카드의 일부에 기록하는 것이다. 상담이 진행됨에 따라 이고그램 상의 그래프는 극단적인 부분이 조화를 이루게 되는 모습을 보게 될 것이다. 다른 전문가가 같은 카드를 보아도 상담과정을 이해할 수 있게 되어 있어야 한다.

그림 7-8, 7-9는 상담기관을 방문한 환자의 이고그램이다.

(4) 이고그램에 의한 자기분석

이고그램에 의해 자기분석을 하려면 먼저 자신의 CP 정도를 일반(중심점선)과 비교해서 보다 강한 편(아이들이나 부하직원에게 엄하고 시간이나 금전에 엄격하며 과오를 용서하지 못하는 등)인지, 아니면 일반 이하(주위 사람에게 후하며 책임을 그다지 추궁하지 않으며 완벽주의는 아닌 것 등)인지를 생각해서 중심점선 10(보통)보다 어느 정도 높거나 낮은지를 정해 막대로 표시한다.

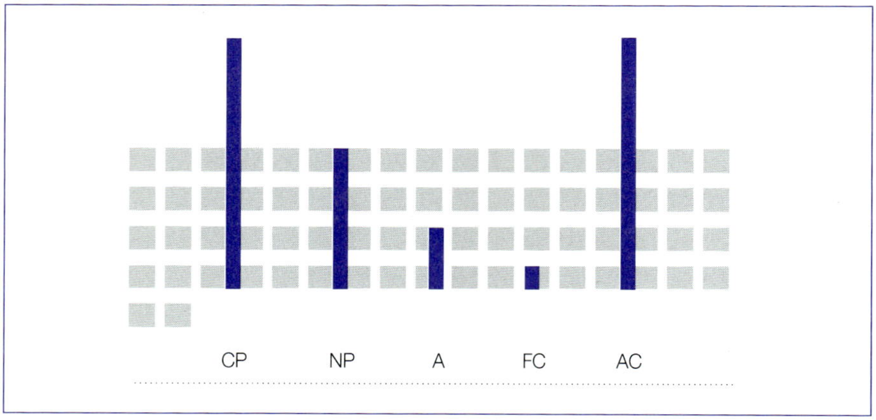

그림 7-8 상담 초기의 내담자

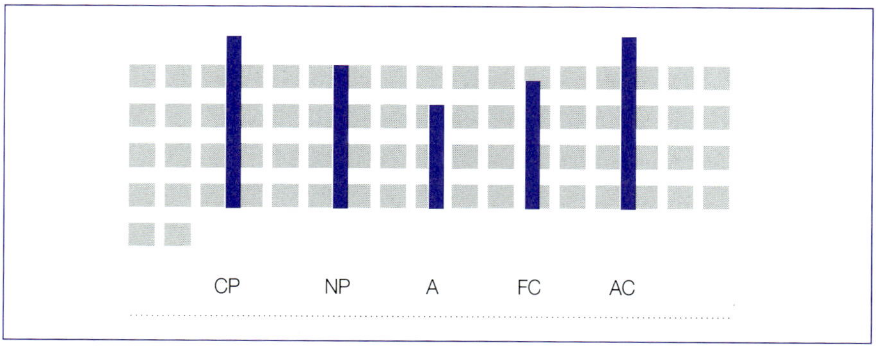

그림 7-9 상담 중인 내담자

같은 방법으로 일반 선에서 보아 NP가 보다 강한 편인지, 아니면 낮은 편인지를 판단하여 NP의 정도에 따라 막대를 그린다.

강한 Ⓐ는 현상을 관찰 · 분석하기 위해 어느 정도의 시간을 소요하거나 타인의 의견을 참고하여 냉정한 결단을 내리는 쪽이며, 반면에 약한 Ⓐ는 타인의 의견을 끌려 다니거나 즉흥적으로 행동하며 결단하는데 냉정이 결핍되는 등 비능률적인 면을 의미한다.

FC는 희로애락을 자유롭게 표현할 수 있는지, 말하고자 할 때 말할 수 있는지, 직관의 정도가 어떤지를 생각하여 그 정도를 판단한다. AC는 진정한 자신의 모습으로 살고 있는지의 여부를 알려주는 것으로, 무리를 해서라도 부모나 타인의 기대에 따르려고 한다. 다른 사람의 말이 마음에 걸려 자기주장을 내세우지 못하면 AC의 정도가 높고, 그 반대로 자신이 가치 있는 인간이라는 확신이 있고 자기희생 없이 일을 하려고 하며 진정한 자신의 모습대로 살고 있다면 AC의 정도는 낮은 것이다. 이러한 점들을 고려해서 그 정도를 막대로 표시한다.

이와 같이 자신의 이고그램을 표시하면 스스로 평소 대인교류에 문제는 없고 수정할 것은 없는지를 생각하여, 문제가 되는 부분을 다른 색깔로 표시해서 고저의 차이를 메우려는 노력이 필요하다. 이를 자기변혁을 위한 수정행동이라고 한다. 자신의 이고그램을 가족이나 친구에게 그리게 하여 타인이 바라보는 자신의 모습을 아는 것도 좋은 방법이다.

즉 ① 가정에서의 자신과 ② 직장에서의 자신으로 나누어 이고그램을 작성하여 환경에 따라 변화하는 자기를 알아보는 것도 좋다. 이고그램은 조직이나 소집단의 상황에 대해서도 활용할 수 있다.

또한 ① 배우자 측에서 보는 면 ② 상사와 동료 또는 부하직원이 보는 자신을 그리게 해서 타인이 보는 자신의 모습을 알아보아도 좋을 것이다.

결론적으로 자기행동의 일반적 경향을 알고 만약 편향적인 면이 발견되면 끊임없는 수정행동을 통해 이를 시정하여 보다 좋은 대인관계와 풍요로운 인생을 만들어갈 수 있을 것이다.

(5) 구조분석과 기능분석

자아 구조 분석을 먼저 하고 이고그램에 의한 자기분석을 행한 후, 두 결과를 비교해 볼 수 있을 것이다. 방법은 이고그램의 결과에 나타난 CP와 NP의 수치를 합한 것을 Ⓟ, Ⓐ는 2배로 하고, FC와 AC를 합하여 Ⓒ로 해석하여 보면 Ⓟ, Ⓐ, Ⓒ의 대체적인 배분비율이 된다. 이를 앞서의 구조분석과 비교해 보아 자신의 행동양식을 TA식으로 수치화할 수 있게 된다. 주위 사람들과 함께 자기행동양식을 위한 TA기법을 인지하여 서로의 행동양식, 대화교류방식을 개선함으로써 좀더 나은 생활을 영위할 수 있을 것이다.

2. 자기변화와 직업의 활성화

조직에서 흔히 볼 수 있는 문제점이나 개선점을 ⓅⒶⒸ로 분류 · 검토하면 쉽게 개선방향을 알 수 있다. 그러나 ⓅⒶⒸ의 사고 및 행동구조를 이해할 수 있어야 전환방법을 찾을 수 있을 것이다.

또한 ⓅⒶⒸ의 긍정적 측면과 부정적 측면을 이해함으로써 가장 바람직한 자아상태를 유지할 수 있다.

표 7-1 ⓅⒸ사고전환방식

1) Ⓟ장면에 있어서의 문제점	Ⓟ 장면의 개선방향
• 서로 타부문을 바르게 보지 않는다.	• 정확한 사실을 근거로 판단하고 편견을 배제한다.
• 과거부터의 '편견' 이나 망상이 있다.	• 부문을 초월한 이익의식에 근거를 둔 책임감의 강화
• 정보를 과학적으로 파악하지 않고 있다.	• 타부문에 대한 이해와 협조
• 선입관념이 강하게 작용하고 있다.	• 자기부문의 행동규범, 규율의 확립
• 타부문과의 협조적 태도 · 책임의식의 결여	• 담당자 수준까지 의사통일
• 부문간의 경계의식이 강하다	• 자기부문의 입장, 역할의 재검토
2) Ⓒ장면에 있어서의 문제점	**Ⓒ 장면의 개선방향**
• 자기부문 중심적인 생각	• 다른 부문에서의 요구제안에 대해 솔직하게 수용한다.
• 타부문 과도의존, 생각나는 대로 충동적 판단 의견 제시	• 각 부문 담당자간 긍정적 태도로 신뢰감을 조성한다.
• 조직순응형, 무사안일주의	• 현상타파 발전을 위한 창조적 아이디어의 존중
• 타부문에서의 요청을 수용하지 않고 악의로 해석	• 다른 부문에 대해서 건설적, 적극적 제안

표 7-2 ⓅⒶⒸ의 양면관계 이해

		긍정적 측면	부정적 측면
Ⓟ	통제적 (CP)	• 동료나 후배를 잘 이끌어 준다. • 업무 상의 책임이나 권한에 대해 엄격하다. • 상사의 명령, 지시는 매우 중요하게 생각한다.	• 동료나 후배의 결점이나 잘못에 대해 까다롭다. • 후배에게 '스파르타' 식으로 지도한다. • 단정적인 화법을 잘 쓴다. • 업무의 큰 변혁에 대해서는 소극적이다. • 큰 소리를 내어 부하를 야단친다. • 후배에게 권위적이고 강압적인 말을 한다. • 후배란 상사의견에 반대나 비판할 수 없다고 생각한다.
Ⓟ	보호적 (NP)	• 동료나 후배를 잘 봐준다. • 후배의 의견을 잘 듣는다. • 후배가 힘이 없을 때 격려와 의욕을 높여준다. • 후배와는 악수를 잘하며 어깨도 두들겨 준다. • 어려운 일에 대해서는 친절하게 지도한다.	• 후배의 결점이나 실패에 관대하다(방임). • 일보다 인간관계를 중시한다. • 필요 이상으로 후배의 뒤를 봐줄 때가 있다. • 후배를 편애하는 경향이 있다.
Ⓐ	현실적	• 정보에 근거를 두고 판단한다. • 의문점에 대해서는 알려고 질문한다. • 일을 할 때는 계획을 세워서 한다. • 적절한 발언이나 제안을 한다. • 후배를 질책하기 전에 사정을 알아본다.	• 감정 개입 없이 타인과 말을 한다. • 인정을 개입시키지 않고 일을 진행한다. • 차가운 사람이라는 말을 듣는다. • 평가나 해설을 많이 한다. • 반대의견, 소수의견을 내놓는다.
Ⓒ	개방적 (FC)	• 회의 때는 언제나 활발하게 발언한다. • 자주 농담을 해서 후배를 웃길 때가 있다. • 업무 이외에 취미나 놀이를 많이 즐긴다. • 동료나 후배와 음주하고 노는 것을 즐긴다. • TV나 만화 주간지 등을 잘 보는 편이다. • 자리에 앉아 있기보다 돌아다니는 편이다.	• 생각한대로 되지 않으면 곧 짜증이 나고 겉으로 나타난다. • 생각한 것은 바로 말하고 곧 후회한다. • 주변을 생각하지 않고 큰소리로 떠든다. • 히스테리 경향이 있다.
	적응적 (AC)	• 옳다고 생각되는 의견에 순순히 잘 따른다. • 남을 신뢰하는 편이다. • 직관적으로 아이디어가 잘 나올 때가 있다. • 남의 의견을 잘 듣는 편이다. • 토론할 때 자기의견을 죽이는 편이다.	• 상사나 후배에게 자신의 의견을 명확하게 말하지 못 한다. • 많은 사람들 중에서 폐쇄적이고 고독해진다. • 사물을 비꼬아 해석하든가 발언한다. • 쉽게 비위가 상하고 꼬일 때가 많다. • 회의에서는 자기의견을 억제하고 말을 안한다.

08 대화분석

교육목표

1. 대화분석에 의한 발신자의 자아상태를 해석하며 이해할 수 있다.
2. 대화분석에 의한 수신자의 자아상태를 해석하며 이해할 수 있다.
3. 대화의 종류를 해석하며 이해할 수 있다.

◈ 대화분석

사회생활은 사람과 사람과의 대화로 이루어진다. 대화는 자극과 반응의 연속이므로, 자극과 반응 여하에 따라 대화를 성공적으로 달성하기도 하고, 뜻을 이루지 못 할 수도 있다. 현재의 대화방법을 과학적으로 분석해서 필요에 따라 그 유형을 바꾸고 개선하여 대인신뢰관계를 높이는 것이 필요하다.

1. 대화분석의 분류

구조분석과 기능분석에 의한 자아상태를 통하여 자신과 타인의 자아상태를 읽을 수 있어야 한다. 마음의 구조에 따른 원하는 마음의 에너지를 알아야 스스로의 자극이 상대방의 어느 자아상태를 향해 가는지를 이해할 수 있다. 대화를 분석하기 위한 3가지 분류방법은 다음과 같다.

- 목적을 달성할 수 있는 상보대화(conplementary trensaction)
- 목적이 저해되고, 대화가 끊어지는 교차대화(crossed trensaction)
- 이면에 의도가 숨겨져 있는 이면대화(ulterior socialrevel trensaction)

각 패턴을 학습하는 동안에 자신 스스로의 대화스타일의 편중을 알게 될 것이며, 자극 또는 반응 여하를 개선함에 따라, 보다 바람직한 대인관계를 만들 수 있는 방법을 터득하게 될 것이다.

2. 자극의 출처와 수신자의 상태

(1) 발신자의 자아상태

자신으로부터 나오는 자아상태는 다음의 3가지가 된다.

Ⓟ ➡ : Ⓟ로부터의 발신은 부모나 기타 양육자와 비슷한 행동으로 통제적(CP)이기도 하고, 보호적(NP)이기도 하다.

Ⓐ ➞ : Ⓐ로부터의 발신은 사실에 입각하여 사물을 판단하고, 냉정하게 상대방에게 전달한다.

Ⓒ ➞ : Ⓒ로부터의 발신은 비슷한 양식으로 감정적이고 자신이 생각한대로 행동하거나(FC), 상대방의 기분을 상하지 않게(AC) 행동한다.

(2) 수신자의 자아상태

우리는 대화의 과정에서 상대방의 자아상태를 읽을 필요가 있다. 이는 대화분석에서 빼놓을 수 없는 부분이다.

➞ Ⓟ : Ⓟ로 향해진 발신은 상대에게 지시(CP)를 요구하기도 하고, 원조(NP)를 구하기 위하여 작용하는 말과 태도가 된다.

➞ Ⓐ : Ⓐ로 향한 발신은 상대방에게 사실과 정보를 요구하거나, 혹은 상대방에게 이를 전달하려고 하는 경우의 것으로, 상대방의 이성에 작용하는 말이나 태도로 상대방을 성인으로서 대하고 있다.

➞ Ⓒ : Ⓒ로 향한 발신은 상대방의 감정을 자극 또는 호소하는 등, 상대방의 감정에 작용하는 말이나 태도로, 대개 상대방을 열등한 사람 또는 약한 사람으로 대할 때 Ⓒ로 향한다. NP로 부드럽게 작용할 때는 대개 FC로 향하고, CP로 억누르려는 자극방법은 대개의 경우 상대방을 AC로 만든다.

3. 대화 분석 방법

(1) 대화의 3가지 타입

대화분석은 구조분석과 기능분석에 의해 명확해진 자아상태의 이해를 근거로, 일상생활 속에서 주고받는 말과 행동, 태도 등을 분석하는 것이다. 이로 인하여 대인관계에 있어서 자신이 타인에게 어떤 대처를 하고 있는지, 또는 타인은 자신에게 어떻게 관련되어 있는지를 배우는 것으로, 자신의 자아상태에 대한 자각을 높일 수 있다. 또한 상황에 맞는 적절한 자아상태를 의식적으로 통제할 수 있게 된다. 대화타입은 다음과 같다.

- **상보대화** : 2명이 6개의 자아상태 중 2개의 자아상태가 상호관여하는 대화를 말한다. 발신과 응답방향이 평행하고 병행해 있어, 이야기하고 싶다는 생각이 있는 한, 상호지지적으로 대화는 계속된다.
- **교차대화** : 2명이 6개의 자아상태 중, 3개 또는 4개가 관여해 있는 것을 말한다. 이는 발신자가 기대한 교류가 저지되기 때문에 대화는 끊기게 된다.
- **이면대화** : 표면상의 교류 외에 숨겨진 의도가 이면에서 전달되는 대화이다.

발신자가 한 가지 자아상태, 예를 들어 Ⓟ는 발신자의 ⓅⒶⒸ 중 어느 것과 교류하고(그림 8-1), 수신자로부터의 반응에 대해서도 마찬가지이다. 따라서 '9×9=81' 과 같은 대화형태를 생각할 수 있다(그림 8-2).

사람의 한 가지 자아상태는 말하기, 자세, 태도 등을 다소 바꾸는 것만으로 상대

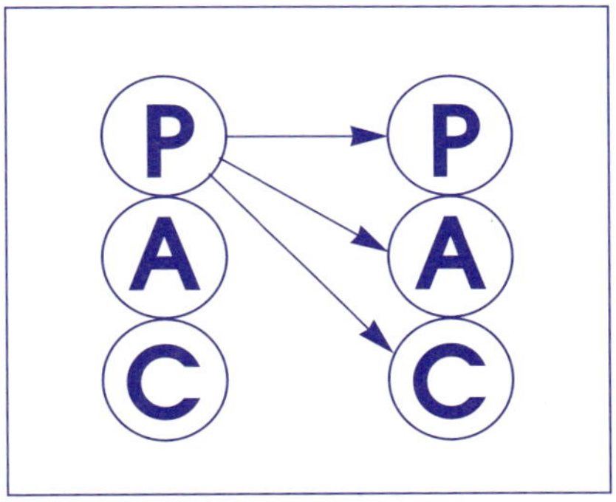

그림 8-1 Ⓟ의 외부에의 교류방법

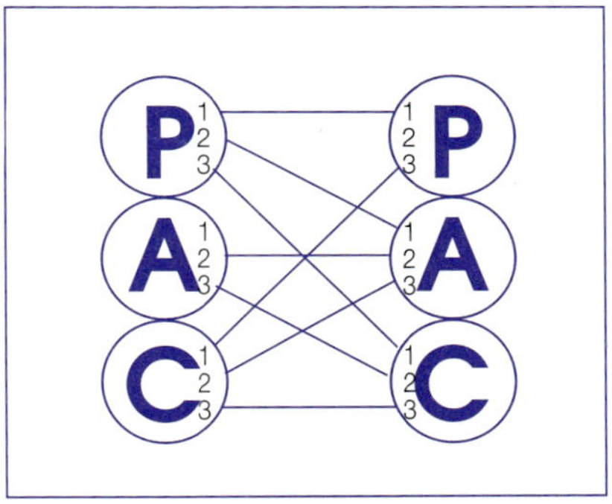

그림 8-2 '9×9=81' 의 교류

방의 어떠한 자아상태와도 교류할 수 있다. 이때 말하는 내용(content)은 무엇을 말할까(what)이고, 말하는 방법(process)은 어떻게 말할까(how)가 되는 것이다. 내용(content)과 상관없이 방법(process)이 부적당하면 인간관계가 나빠진다. 말의 내용뿐만 아니라 말하는 방법, 자세, 태도에도 주의할 필요가 있다.

1) 모든 대화의 도식화 가능

사람의 정신에너지는 시시각각, 자유자재로 변하므로, 그 수신처도 변화한다. 이동하는 정신에너지를 순발력있게 읽기 위해서는 다음의 요소를 알아야 한다.

- 발신자의 자아상태를 알 수 있어야 한다.
- 수신자의 자아상태의 어디를 향해 이야기하고 있는지를 바로 판단할 수 있어야 한다(그림 8-3A, 8-3B).

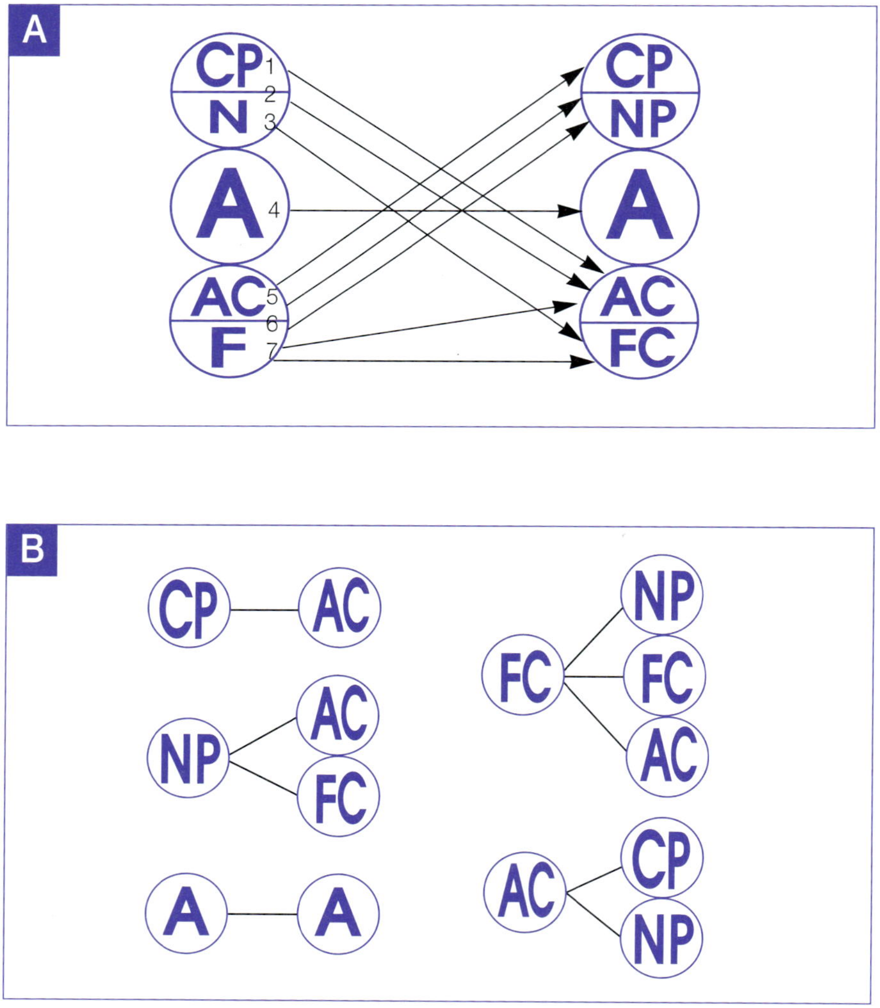

그림 8-3 대화 가능 도식

이와 같이 모든 대화를 도식화할 수 있으며, 상대의 반응에 대해서 의식적으로 자아상태를 ⓅⒶⒸ중 적절한 자아상태로 바꿈으로써 보다 바람직한 인간관계를 만들 수 있다.

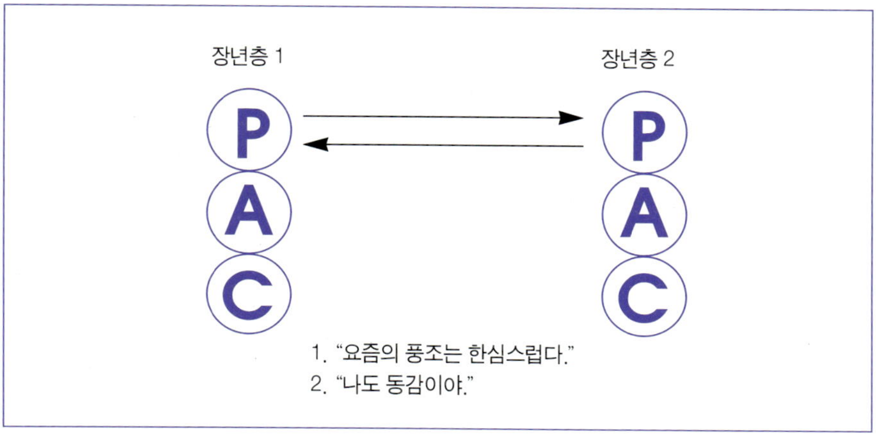

그림 8-4 CP 대 CP의 상보교류

2) 대화분석의 종류와 도식화

3가지의 자아상태 ⓅⒶⒸ의 이론을 기초로, 분석도형(대화도해법)을 알아본다.

- **상보대화** : 그림 8-4와 같이 2명이 6개의 자아상태 중 2개의 자아상태(이 경우 Ⓟ대 Ⓟ)가 상호관여하고 있는 대화로, 발신과 수신의 방향이 평행해 있는 대화를 상보대화라 부른다.

이야기하고 싶은 것이 있는 한, 상호지지적으로 계속되어 대화의 목적이 달성된다. 전체 81가지 대화 중 9가지가 상보대화가 된다.

- **교차대화** : 그림 8-5, 8-6과 같이 3 또는 4가지 자아상태가 상호관여하는 대화로, 발신자가 보낸 자아상태 이외의 곳으로부터 되돌아오는 것을 교차대화라고 한다. 교차대화는 기대에 어긋나는 반응이 되돌아오기 때문에 목적은 달성되지 않은 상태로 끊어지게 된다. 대화의 목적이 변경되기도 하지만, 때때로 불쾌감이 남는다. 교차대화는 2명이 6개의 자아상태 중 3개 또는 4개와 수없이 관계되기 때문에 대화의 수도 많아진다. 구조분석으로 보고, 대화 쌍방 6가지의 자아상태가 상호관련되면, 그 총수는 '9×9=81'

가지이고, 계산적으로는 상보대화의 9가지를 뺀 나머지 72가지를 생각할 수 있다.

- **이면대화** : 어린이가 음료수를 운반하는 것을 어머니가 걱정스러운 듯 지켜보고 있다. 그림 8-7을 보면, 어머니가 "엎지르지 말고, 엎지르지 말고(Ⓟ → Ⓒ)…… 아 엎질렀다!" 라고 말한다. 어째서 이런 일이 일어났을까? 어머니가 "엎지르지 말고…" 라고 몇 번씩이나 말하는 것은, 마음속에 '네가 엎지를 것 같다' 는 반대의 마음(Ⓒ → Ⓒ)이 작용하고 있기 때문이다.

이처럼 표면상으로는 그럴 듯한 상보대화의 형태를 취하면서 이면에 다른 의사가 전달되는 것으로, '……' 은 이면에 흐르는 대화를 나타내고 있다.

그림 8-8의 경우는 대화를 나누는 두 사람의 마음속에 "차 마시러 갈까…" "그렇게 하자…" 라는 서로를 헤아리는 이해가 흐르고 있는 것으로, 친밀한 동료 사이에 많다.

그림 8-9의 경우 부인이 "이웃집 남편은 말예요. 보너스로 피아노를 사고, 에어컨도 들여 놓았대요" 라고 하자, 남편은 "아 그것 잘 됐군" 이라고 대답한다. 부부가 표면상 주고받는 대화와는 반대로, 부인의 경우 '당신에게는 말해도 효과가 없어……' , 남편은 '어차피 나는 다른 사람보다 부족한 인간이야!' 라는 마음이 서로 작용하고 있는 것이다.

이면대화는 마음의 이면에 흐르는 상황에 서로 반응하는 점이 특징이나, 각 사람의 성격구조에 따라 이면의 뜻을 알아채지 못하는 경우도 있다.

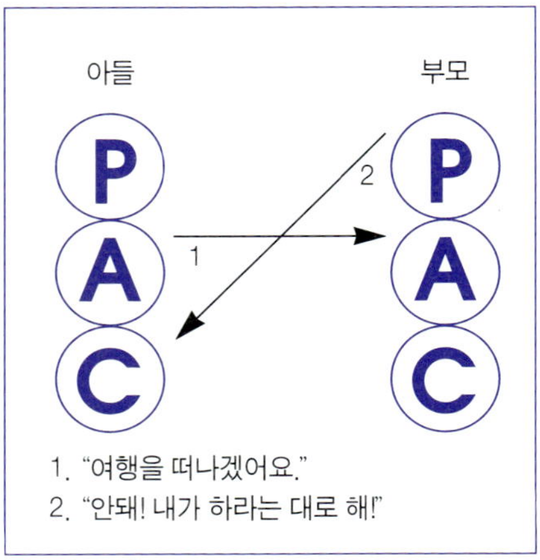

그림 8-5 Ⓐ → Ⓐ VS ⒸⓅ → ⒶⒸ

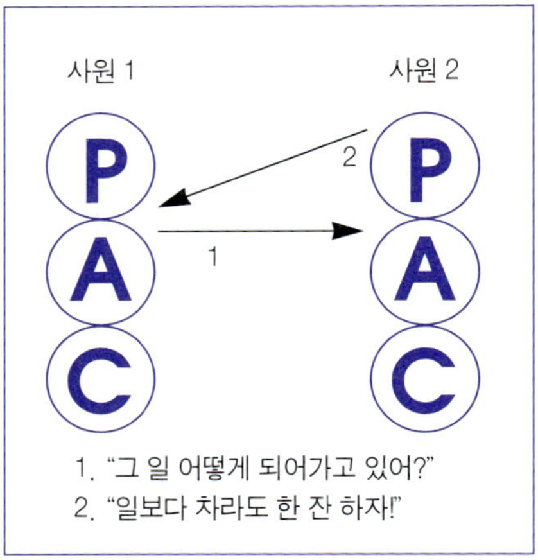

그림 8-6 Ⓐ → Ⓐ VS ⓃⓅ → Ⓐ

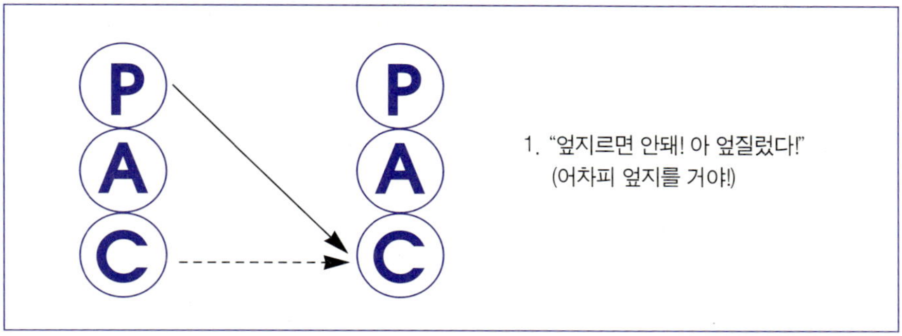

그림 8-7 Ⓟ → Ⓒ와 동시에 Ⓒ → Ⓒ

위 경우는 '어차피 너는 엎지를 것이니까…' 라는 어머니의 또 다른 이면의 교류에 아이는 반응한다.

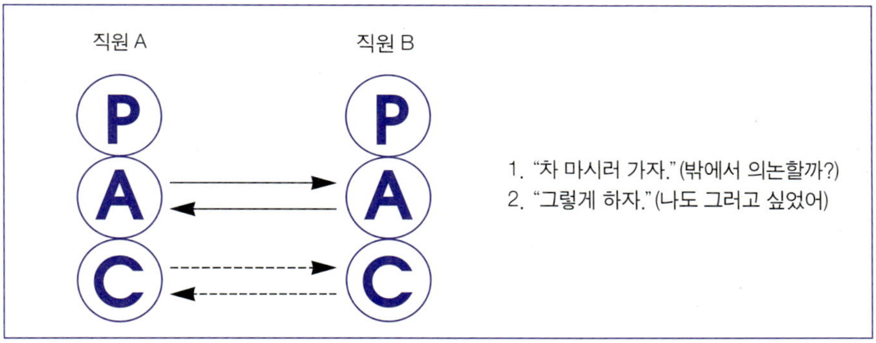

그림 8-8 Ⓐ → Ⓐ와 동시에 Ⓒ → Ⓒ

위 경우는 두 사람의 내면에 '밖에서 의논할까?' 에 '나도 그러고 싶었어' 라는 서로의 마음을 알고 있는 친밀한 동료 사이의 반응이다.

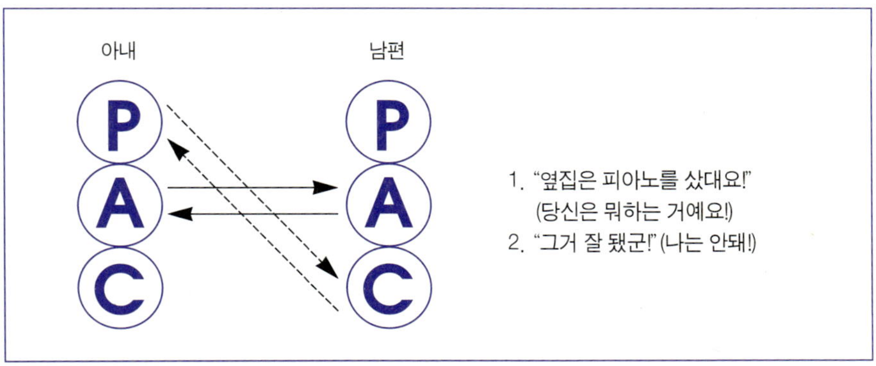

그림 8-9 표현(Ⓐ → Ⓐ)과 이면(ⒸⓅ→ⒶⒸ)

4. 기능분석에 의한 대화 이해 방법

지금까지 나타낸 대화분석방법은 어느 것이나 구조분석에 의한 것인데, 이에 대한 이해를 한층 높이고 행동면에서 진정한 대화를 분석하려면 앞서 연구한 기능분석을 이용하는 방법이 있다.

구조분석에서 보는 경우 상보교류라 판단되는 것도 내용 여하에 따라서는 교차대화가 된다. 예를 들어 FC→NP에 대하여 CP→AC로 되돌아 온 것이라면 교차대화가 되고, 다음과 같은 기능분석(그림 8-10)에 의한 도식화가 필요하게 된다.

이렇게 도식화해보면 NP는 FC에 대응하고, CP는 AC를 조성하는 일이 많은 것을 알 수 있다. 구조분석에서는 상보대화로 보이는 것도 이처럼 실제로는 교차대화가 되어 대화가 끊어지는 것을 알 수 있다.

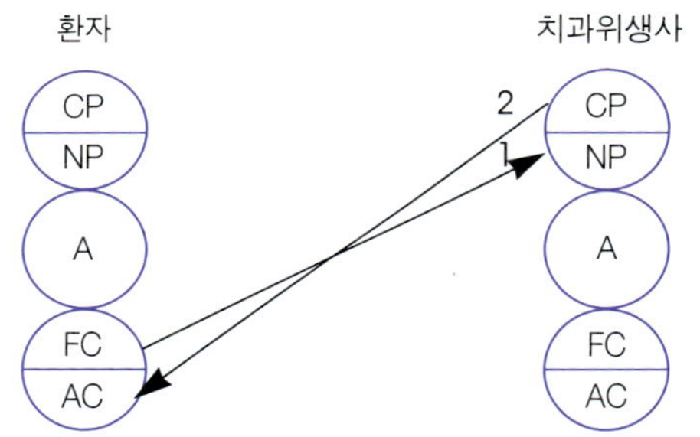

1. "이 닦는 과정을 잘 모르겠어요."
2. "몇 번이나 설명했는데도 모르다니요."

그림 8-10 기능분석에 의한 교차대화

5. 대화 개선 방법

(1) 의사교류는 자극과 반응의 연쇄반응

대화는 자극과 반응의 연쇄반응이므로, 생활 속에서 만나는 상대방 중 누군가가 자극방법이나 반응법을 바꾸면 흐름이 바뀐다.

구조분석과 기능분석 또는 이고그램에 의해 자기성격에서 오는 태도와 자세의 편중 행동(자아상태 중 어느 쪽을 지나치게 사용하기도 하고, 안하기도 함)을 알면 필요에 따라 의식적 · 의도적으로 바꾸어 볼 수 있는 것이다. 그러나 자신과 타인에게 폐를 끼치지 않으며, 그것이 그 사람의 가치이고 독창성이라면 무리하게 바꿀 필요는 없을 것이다.

상대방이 변하기를 기다리는 것은 불가능에 가깝다고 한다. 따라서 이러한 사실을 먼저 알고 지금부터 자극과 반응의 방법을 바꾸어나가는 것이 바람직하다.

(2) CP 대 AC / NP 대 FC 관계 개선

1) 자신을 컨트롤 할 것

일반적으로 엄격한 CP, 고압적인 CP는 자칫하면 상대방을 AC의 자아상태로 몰아넣는다. 상대방은 말하고 싶어도 반론할 수도 없는 상태가 된다. 생각한 바를 말할 수 없고 진정한 감정을 억누르고 마음에도 없는 감정으로 인해 시기에 영합하는 자아상태가 되어 버린다. 그렇기 때문에 CP를 사용하는 사람이 늘 하는 말은 "그 사람이 무엇을 생각하고 있는지 도대체 알 수가 없어!" 라는 것이다. "우리 집 며느리는 나에게는 아무것도 말 안한다!" 고 하는 시어머니도 마찬가지의 경우이다. CP를 AC로 향하지 않고 상대방의 Ⓐ로 향하게 바꾸어 보자. 크게 어려운 일은 아니다.

성격(personality)을 바람직한 방법으로 바꾸고 싶다 해도 자기 성격은 오랜 기간 동안 형성되어 익숙해져 있으므로 쉽지 않으므로 다음의 방법을 응용해 보자. ① 내용(content)은 같아도, 말하는 방법(process)을 조금 가볍게 할 것 ② 말의 끝머리에 "당신은 어떻게 생각해(생각하십니까)?" (Ⓐ)라고 덧붙이는 등 2가지만으로도 족하다. 이는 상대방의 Ⓐ의 자아상태를 향하는 것이 되므로, 상대방은 평등한 대접을 받는다고 느낀다. 단, 겉치레뿐이거나 '선불리 대답을 하면 위험해……' 라고 느끼게 하는 자세나 태도는 CP의 느낌이 남아있어, 상대방은 경계

할 뿐 평상시와 변함이 없다. 진실함만이 가장 좋은 방법이다. 자극이 Ⓐ로 오면 일반적으로는 상대방의 Ⓐ로부터 반응이 되돌아온다. 성인과 성인의 대화이다.

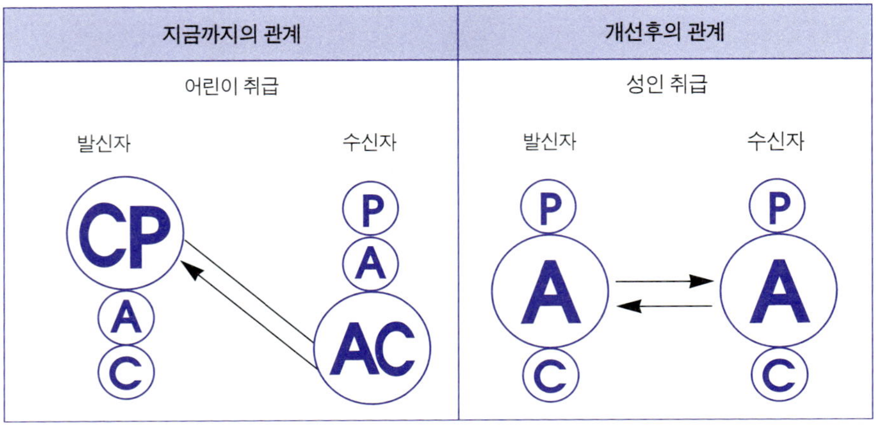

그림 8-11 대화 개선 방법

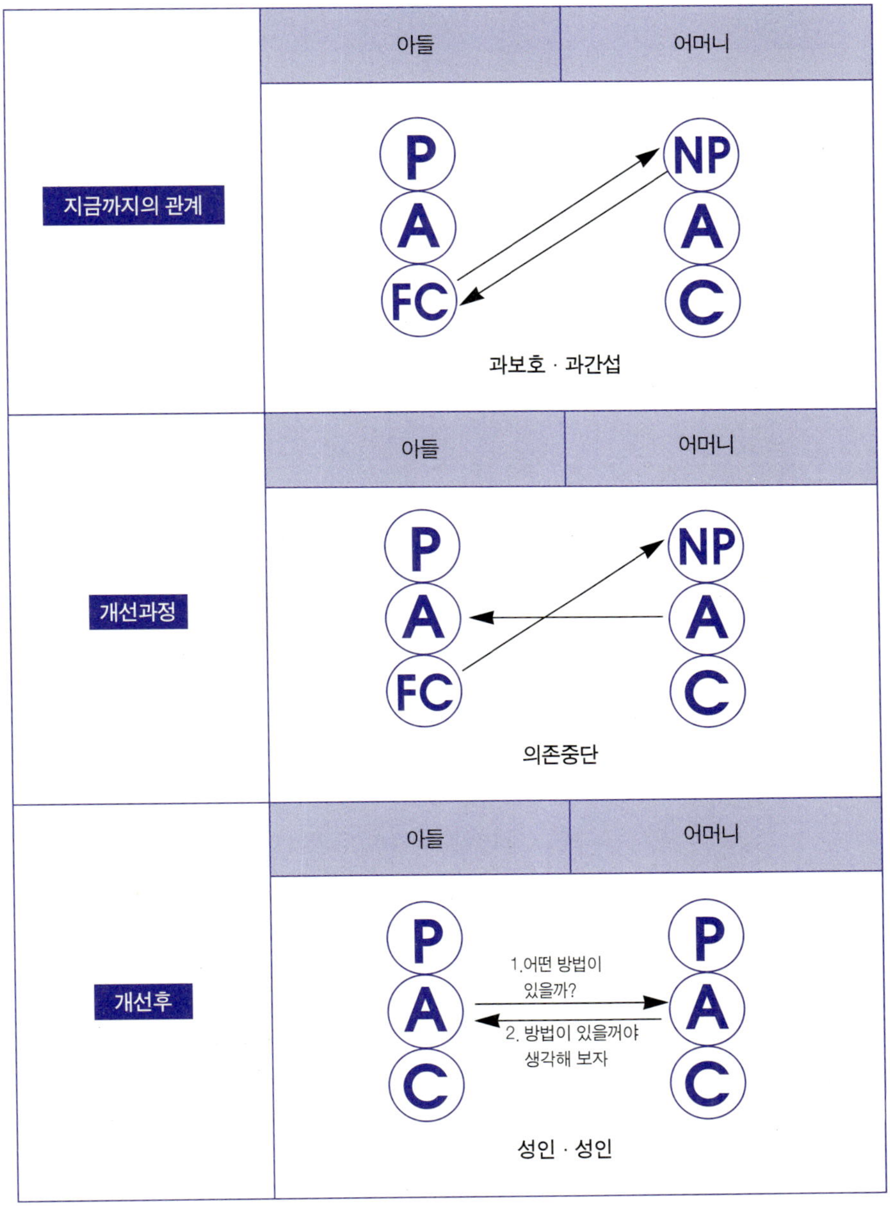

그림 8-12 자립까지의 대화 개선 과정

반복해서 말하자면, 반응은 자극의 결과이다. 혹시 상대방이 변하지 않으면 이는 당신이 변하지 않았기 때문이다. 상대방이 변했다면 이를 바라보는 자신도 변한 것이고, 자기 자신을 알 수 있다는 것은 성인의 마음이 됐기 때문이다.

이렇게 하여 인간관계가 몰라보게 향상하고 신뢰관계가 생겨난다. 그것이 정착하면 다른 사람들과도 마찬가지로 잘 지낼 수 있게 되며, 결과적으로 당신 자신의 인생이 변화되며 타인과의 편중행동에서 벗어날 수 있을 것이다.

2) NP적인 행동의 결과를 알 것

NP의 정도가 강한 사람은 아침을 시작할 때 "벌써 8시구나! 일어나지 않으면 지각하겠구나!" 라고 하고 , 저녁이 되면 "벌써 9시구나! 이제 그만 자자!" 고 하면서 하루를 끝내기 쉽다. '이렇게 해준다' , '저렇게 해준다' , '무엇이든 해준다' 는 타입이므로, 좋다고 생각할 수도 있으나 이와 같은 편중행동이 365일 계속되면 습관처럼 되어버린다. 상대방을 생각한다고 했던 바로 그 행동이 문제를 낳게 된다.

일반적으로 NP는 FC와 대응하기 때문에 얼핏 생각하면 상대방이 편하게 느낄 것 같으나, 결과적으로 상대방의 자주성을 결여시킨다. 제때 잠을 깨워주지 않으면 늦잠을 자고 학교나 회사에 늦어서 "왜 깨우지 않았어!" 라는 CP가 되어 어머니에게 화를 낸다. 이때 어머니가 미안하다(AC)고 "하지만 한 번 깨웠잖아…" 라고 말하면 "왜 내가 정신을 차리고 일어날 때까지 깨우지 않았어요" (CP)라고 되레 큰소리를 친다. 제때 일어나는 것은 분명한 자신의 책임인데도 그것을 타인에게 전가하여, 깨워주는 것이 당연하다고 생각하는 것은 부모의 NP가 너무 높기 때문에(과보호) 생긴 부산물인 것이다. 뒤늦게 "혼자서는 아무것도 하지 않으려고 한다니까…" 라고 탄식해봐야 소용없는 일이 된다. '내가 할 수 있는 것은 무엇이라도 해준다' 는 지나친 NP적 행동은 상대방의 주체성과 자율성을 저해하여, 사람에게 있어서 가장 중요한 능력을 몸에 익히지 못하게 하는 것이다.

그 결과로서, '당신은 내가 없으면 무엇 하나 할 수 없으니까' 라는 식이 된다. 그리고 이런 행위를 통해 스스로의 존재의 중요함을 모두에게 알린다고 하는 목적을 달성시켜 가는 것이다.

"무엇이든 해줄게. 너는 스스로는 아무 것도 할 수 없으니까" 라는 말하는 것은, 박해자의 역할이고, 이렇게 정도가 지나친 NP는 과보호, 과간섭으로, 구원자의 역할도 한다. 그러면 상대는 AC가 되어 희생자의 역할에 만족하게 돼버린다. 희생자의 역할을 오래한 결과가 가정 내 폭력, 학교폭력으로 발전한 후, "무엇 때문에 이렇게 되어 버렸을까……" 라고 탄식해도 이미 늦은 것이다. 그러면 어떻게 하면 좋을까? 지금부터라도 늦지 않았으니 조금씩 시작해 보자.

결론적으로 자신에게 필요 이상의 NP적 행동이 있다면, 이를 줄이는 것은 굉장히 중요하다. 이를 위해서는 연구가 필요할 것이다. 예를 들면, 상대방이 스스로의 힘으로 일어날 수 있도록 자명종 시계를 사 준다거나, 상대방이 "…해 주세요" 라고 하면, '스스로 하면 좋겠다.' 라는 교차 교류를 이용해, 상대방이 가진 의존이라는 악습이 없어지도록 도와주도록 한다.

09 스트로크와 동기적 관점

교육목표

1. TA와 욕구이론의 관계를 이해할 수 있다.
2. 스트로크의 방법을 알고 이해할 수 있어야 한다.
3. 스탬프의 종류를 알고 해석하며 이해할 수 있어야 한다.

◈ 스트로크와 동기적 관점

사람은 적절한 자극과 인정을 받지 않으면 기아에 빠져 버린다. 또한 자신이 존재하고 있다는 인식과 승인을 받을 수 없는 경우, 또는 성에 대한 욕구가 만족되지 않으면 마찬가지로 기아상태에 빠진다.

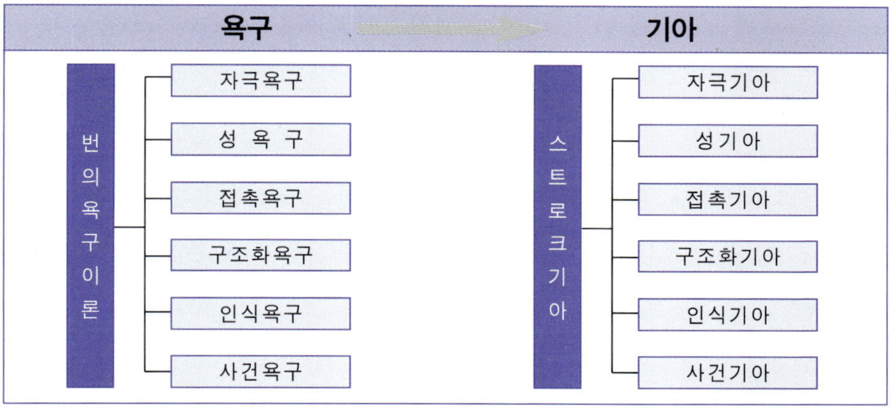

그림 9-1 에릭 번의 욕구이론

1. TA의 욕구이론

매슬로우(Abraham H. Maslow, 1908~1970)의 욕구 5단계설에 대해, 에릭 번은 독특한 욕구이론을 전개하고 있다.

(1) 구조화 욕구와 구조화 기아

구조화 욕구와 구조화 기아는 시간의 구조화 문제를 의미한다. 대개 사람들은 '아침 7시에 일어나 준비해서, 8시가 되면 나가자' 라는 식으로 미리 시간 스케줄을 계획적으로 세운다. 그러나 에릭 번이 말하는 시간의 구조화의 내용은 이와는 다른 독특한 이론이다.

번은 다음과 같이 시간의 구조화를 6가지로 분류하고 있는데, 이러한 욕구는

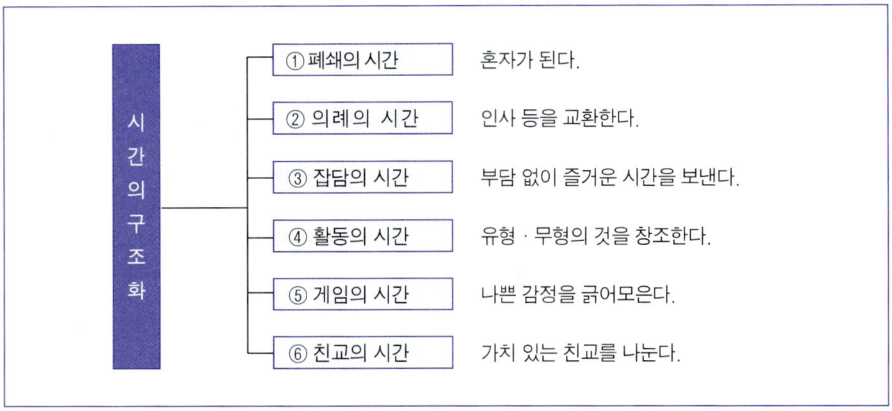

그림 9-2 시간의 구조화 분류

사람이면 누구나 가지고 있는 것이다. 이러한 시간의 구조화가 이루어지지 않으면 사람은 소위 구조화 기아에 빠진다.

1) 구조화 기아는 스트로크로 해결한다

가령 치과위생사가 진료 중인 치과의사에게 전화를 바꿔 주려고 하는 상황이 있다고 가정했을때, 곧 진료를 마치고 전화를 받을 수 있을 것이라고 생각했는데 예상 밖으로 치과의사의 진료시간이 길어져 전화를 바꿔줄 수 없는 상황이라면, 전화를 건 사람은 치과의사가 전화 받기를 기다리다가 결국 안절부절 못하는 상태(즉 구조화, 기아 상태)가 된다.

이때 현명한 치과위생사는 "선생님은 지금 진료 중이시기 때문에 좀더 기다려 주시겠습니까?" 라는 말(스트로크)로 전화를 건 사람이 1~2분 정도 기아상태를 피하도록 할 수 있다.

(2) 사건 욕구와 사건 기아

학교가 방학을 맞으면 그동안 치과치료를 미루어 두었던 학생들의 치과 방문이 늘어나, 대개의 치과병의원들은 환자가 많아져 무척 바빠진다. 그러다가 개학이 되면 상대적으로 환자가 적은 시기가 찾아오게 된다. 어린이가 치과를 처음 방문해 유치를 빼고 영구치가 나면 치과 방문이 끝나는 것이 아니다. 유치에서부터 시작되어 영구치가 모두 없어져 생명의 막을 내릴 때까지 이들의 욕구가 계속되도록 치과의사와 치과위생사는 연구해야 할 것이다.

"안녕하세요?" 라는 인사말을 서로 교환하는 것은 사회생활에 있어서 최소한의 교류이고, 또한 스트로크의 교환(스트로킹)이기도 하다. 치과병의원에서 치과위생사가 환자에게 "안녕하세요?" 라고 말하는 것이나, 치과의사가 치과위생사에게 무능력하다고 꾸짖는 것도 지금까지의 개념으로 말한다면 교류이지만, 보는 관점을 바꾸면 스트로킹(스트로크하는 것)이기도 하다. 일상의 대인교류를 스트로크의 교환이라는 관점에서 생각해 보면, 대인관계의 자세나 개선 방법을 찾는 실마리를 얻을 수 있게 된다.

상대방의 존재를 인정하거나 승인해 주기도 하는 여러 가지 스트로크의 종류는 다음과 같다.

1) 신체적 스트로크 vs 정신적 스트로크

소아 환자들에게 치료를 잘 받았다고 머리를 쓰다듬고 손을 잡아주는 것은 신체에 대한 직접적인 스트로크로서, 'skin-ship' 이라든가 'touch-stoke' 라고도 한다.

치과를 처음 방문한 소아 환자들에게 이러한 스트로킹(신체적인 스트로크)을 충분히 경험시킴으로써, 성인이 된 후 치과방문과 치과치료에 협조적인 환자가 될 것이다.

아직 말이 통하지 않는 유아 환자에게도 치과위생사들은 참 잘한다고 칭찬의 소리를 해주어야 한다. 시간이 흐름에 따라 "ㅇㅇ는 참 용감하구나!" 라든가 "ㅇㅇ는 참 예쁘구나!" 라는 말에 의해 환자의 행동변화를 볼 수 있다. 이를 정신적 스트로크라고 하는데, 직접적인 신체 접촉에 의한 것(신체적 스트로크)과 구분하여 일컫는 말이다. "치료를 참 잘 받네!" 라고 하면서 머리를 어루만지면 신체적 · 정신적 스트로크를 동시에 준 것이 된다.

사람은 성장하면서 말에 의한 스트로킹이 많아진다. 성인의 경우에 "정말 잘 참으시는데요?" 라면서 손을 살짝 잡아줌으로써 신체적 · 정신적인 스트로크 욕구가 동시에 채워진다.

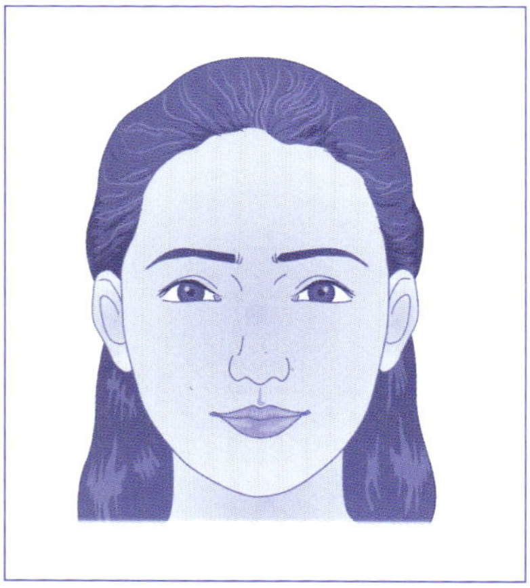

그림 9-3 OK 스트로크였을 때

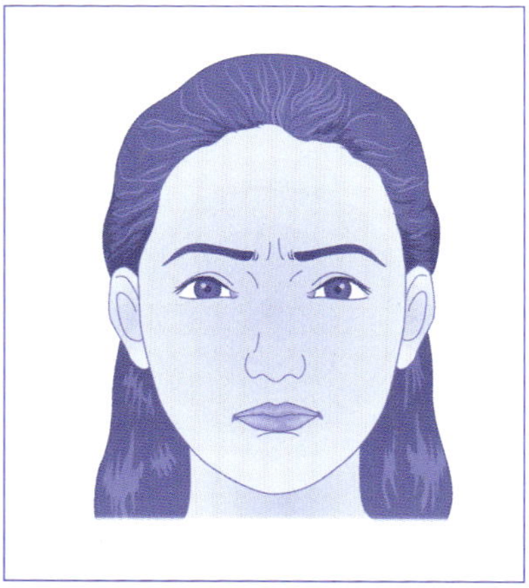

그림 9-4 Not OK 스트로크였을 때

2) 긍정적 스트로크 vs 부정적 스트로크

예를 들어 "참 용감한 어린이구나!"는 긍정적인 정신적 스트로크이고, "정말 겁쟁이야!"라고 꾸짖는 것은 부정적인 정신적 스트로크가 된다. 긍정적 혹은 부정적 스트로크는 양성(Positive) 혹은 음성(Negative) 스트로크라고 불리기도 한다.

머리를 쓰다듬고 손을 잡아주는 것은 긍정적인 신체적 스트로크이고, 때리고 차는 것은 부정적인 신체적 스트로크라고 하는데, 이들은 신체적 · 정신적 혹은 긍정적 · 부정적이 더해진 콤비네이션으로서 이해할 수 있다.

환자는 치과방문 시 치과의사나 치과위생사로부터 긍정적 스트로크를 받을 수 있기를 바란다. 긍정적인 것을 얻을 수 없다면 부정적인 스트로크라도 받으려고 시도한다. 특히, 어린이의 경우에는 스트로크에 대한 갈망이 크다. 만약 스트로크를 받지 못한다면 그 상황을 견디지 못한다. 그래서 치과에 온 어린이들 중에 장난을 하거나, 일부러 아픈 척을 하는 등 말썽을 부리는 아이들이 있는 것이다. 어머니나 치과위생사로부터 "안돼! 넌 정말 말썽쟁이로구나!"라는 부정적 스트로크라도 받으면 만족해한다. 치과 치료에 비협조적인 아이들 중에는 이처럼 스트로크 기아가 원인인 경우가 많다. 치과가 너무 바빠서 아이들에게 스트로크를 줄 만한 여유가 없을 때에는, 울거나 소리를 지르는 등 여러 가지 강한 변화가 나오게 된다.

이처럼 눈에 띄는 양상은 성인들에게도 나타나는데, 이는 성인들 역시 스트로크를 받고 싶어하기 때문이다. 치과에 와서 치료를 두려워하거나, 마취를 했음에도 불구하고 심하게 통증을 호소하고, 치과 진료 약속을 어기는 것도 치과 방문에 대한 부정적 스트로크를 만들어내고 있는 것이다.

치과의료인은 환자들에게 이러한 현상이 시작된 것을 알아채면, 스트로크 기아를 상기해야 한다. 스트로크를 주는 것에 어떠한 비용 지출도 필요하지 않으므로, 아낌없이 긍정적인 스트로크를 베푸는 것이 좋다. 환자가 원하는 만큼의 스트로크를 주지 않으면, 이는 결국 치과를 찾는 환자 수가 줄게 되고 결국 치과 경영상의 문제로 되돌아오게 된다.

사람은 혼자서는 살아갈 수 없다. 늘 누군가를 대해야 하는 사회생활을 해야 한다. 독선적인 스타일을 유지하면 사회생활을 잘할 수 없기 때문에 상대방에 대해 배려할 필요가 있다. 특히 상대방의 기분을 잘 확인하고, 적절한 스트로크를 보내는 것이 중요하다. 스스로를 겁쟁이, 바보라고 생각하고 있는(Not OK) 사람에게, "어려운 치료를 잘 견뎌내셨네요!" 라고 긍정적 스트로크를 보냈는데 만약 상대방이 그 말을 믿지 않고 오히려 부정적으로 받는다면, 결과적으로는 부정적 스트로크를 보내 버린 것이 된다.

스트로크를 보낸 결과가 좋았는지의 여부는 그림 9-3, 9-4에서와 같이 상대방의 얼굴을 보면 바로 알 수 있다.

3) 조건부 스트로크 vs 무조건 스트로크

"치료를 잘 받아서 고마워", "왜 양치질을 해야 하지?", "안되겠는걸!" 등은 조건부 즉, 특정의 행위에 대해 보내는 긍정적 또는 부정적인 정신적 스트로크가 된다.

치과에서 우는 아이를 혼내거나 또는 신체적 자극은 그 행위에 대해 보내는 것으로 조건부 · 부정적 · 신체적 스트로크가 되어 컴비네이션의 수가 더욱 증가하게 된다.

무조건부 스트로크는 상대의 존재 자체에 대해 보내는 것이다. "네가 치과에 온 것만으로도 고맙단다!" 라든가, 손을 꼭 잡아주는 행위는 상대의 존재 자체를 인정하는 긍정적 스트로크이다. 앞의 예는 정신적, 뒤의 예는 신체적 · 무조건적 스트로크라 한다. 이 2가지 스트로크를 동시에 행하면, 무조건의 긍정적인 신체적 정신적 스트로크가 된다.

표 9-1 스트로크의 종류 및 예시

스트로크	신체적	정신적	조건부	무조건
존재인식	• 접촉 등 직접적	• 말 따위 간접적	• 행위와 태도	• 존재와 인격
긍정적 느낌	• 머리를 어루만진다. • 손을 잡는다.	• 칭찬한다. • 이야기를 듣는다.	• "치료를 잘 받아서 고마워." • "잘 참는구나!" • "용감한 행동이야."	• "치과에 온 것만으로도 고마워." • "착한 사람이구나!"
부정적 느낌	• 두드린다. 꼬집는다. • 들이받는다.	• 꾸짖는다. • 노려본다. 얕본다.	• "양치질을 안 하면 못써." • "또 썩었구나!" • "그 태도가 뭐야!"	• "이제 더 이상은 안 되겠어!"

반면, "이제 더 이상 못 참겠구나!" 라든가, "OO는 너무 울어서 안 되겠어!" 와 같은 말은 무조건의 부정적 · 정신적 스트로크이다. 아무 말 없이 상대에게 기분 나쁜 행동을 하는 것은 상대의 신체적인 존재를 부정하는 것이 된다. 이와 같은 무조건의 스트로크는 좋으면 최고, 나쁘면 최악의 상태가 된다.

또한 누군가를 짝사랑하는 사람이 있다고 가정할 때, 그 사람은 자신의 짝사랑 상대에게 마음을 털어놓으면 거절당할지도 모른다는 커다란 위험부담을 안고 있으므로, 대개의 경우 상대의 행위에 대해 보내는 조건부 스트로크만으로 그치는 경우가 있다. 이는 조건부 부정적 스트로크에 대한 두려움 때문이다.

4) 스트로크에 대한 유의점

사람은 긍정적 스트로크를 받을 수 없는 경우에는 부정적 스트로크라도 얻으려고 한다. 일부러 소리를 지르거나, 우는 일이 벌어지면 스트로크 기아에 의한 것일 수도 있다. 특히 어린이, 노인 환자의 경우 평소의 스트로크의 교환에 신경을 써야 할 필요가 있다.

또한 치과의료인이 환자의 평소 행위에 대한 조건부 스트로크만 보내면 환자는 이를 순수하지 못한 의도로 느낄 수 있다.

환자는 자신에게 스트로크가 오지 않을 경우 "오늘 제가 치료 잘 받았지요?" 라고 스트로크를 솔직하게, 또 정면으로 요구할 수도 있다.

사람에 따라서는 스트로크를 받으려고 하지 않는 경우도 있다. 그 한 가지 견해는 우리나라 고유의 유교적 가르침과 봉건제도의 흔적에서 오는 문화의 영향 때문이다. 예를 들어, 치료를 받는 도중 마취가 도중에 풀렸음에도 불구하고 "아니오, 괜찮습니다"라고 마음에도 없이 일단 참아보는 형식을 취한다고 하는 관습(문화 각본)이 그러하다. 더구나 환자에게 통증을 물어보는 의료진이 "참을 만 하실 텐데…"라고 말하며 환자를 과소평가(무시, 경시라고도 함, 디스카운트)하여 마찬가지 결과를 나타낸다.

때때로 문제가 되는 경우는 스트로크를 전혀 받지 않거나 거부하는 사람의 경우다. 아직 나이가 어린 아이가 부모에게 아프다고 울면 "조금만 참아! 그것도 못 참니!"라고 말해 아이의 스트로크를 거부하거나, 얼굴을 찡그리는 등, 아이 편에서 보면 중요한 것을 무시(디스카운트)하는 일이 되풀이하여 반복되면, 아이의 마음에는 치료를 받지 않고 통증을 그냥 참아보겠다고 결심하는 각본을 쓰게 된다.

각본(인생극의 대본)이 그와 같은 사고와, 행동패턴으로 굳어지게 되는 것이다. 치과의료인이 환자를 생각해서 "오늘 아프지 않으셨죠?"라고 말했는데, "아니요, 굉장히 아팠습니다"라고 말하여 의료인이 보낸 스트로크를 깎아내리는 환자도 많다.

긍정적 스트로크를 보낸 의료인은 자신이 보낸 스트로크가 환자에 의해 깎아내려진 것을 느끼면, '생각해서 말한 건데, 저 반응은 뭐야!' 라고 화가 나서, 두 번 다시 그 사람에게는 스트로크를 보내지 않게 될 것이다. 그 결과, 환자는 "치과는 항상 아픈 곳이구나…"라는 고정관념에 빠지게 되어 치과를 방문할 때마다 고통을 느끼게 되는 것이다.

우리는 이런 반복적인 태도에서 빠져나와, 사람들의 삶이 더불어 즐겁고 행복하게 살 수 있는 인생으로 바뀌도록 함께 노력해야 할 것이다.

(3) 스트로크 종류

1) 노 - 스트로크

아침에 "모두 안녕들 하세요!"라는 원장의 밝은 한 마디(one stroke)가 치과위생사들을 하루 종일 기분 좋게 해 줄 수 있다. 그럼에도 불구하고 찡그린 얼굴로 그냥 털썩 의자에 앉는, 이른바 '노 - 스트로크' 원장이 있다. 자신의 존재를 무시당한 치과위생사들의 하루는 아마 그다지 좋지 않을 것 같다. 이런 일들이 누적

되다 보면 원장과 치과위생사 간의 관계가 나빠지게 되는 것이다.

식사전에 "잘먹겠습니다"라고 말하는 것은 긍정적 스트로크이다. 그러나 아무 말없이 식사를 한다면 이것은 노 · 스트로크이다.

가족끼리 식사를 함에 있어 감사의 말을 하는 것은 단순히 예절의 의미에서뿐만이 아니다. 아무 말도 하지 않고 묵묵하게 먹는 식사는 답답해서 소화에도 좋지 않다. 기분좋게 "잘 먹었습니다"라고 하는 긍정적인 스트로크를 부부가 솔선해서 말하면 아이들도 따라하게 될 것이다.

2) 무시

무시는 노 - 스트로크의 일종으로, 상대를 인식하고 있으면서도 스트로크를 보내지 않거나, "안녕하세요!"라고 상대가 말했는데도, 반응을 보이지 않는 경우를 말한다. 인식하지 않은 경우를 포함해서, 스트로크가 없는 경우를 노 - 스트로크라 한다.

어느 치과병원에서 치과위생사가 분주하게 환자의 진료카드를 기입하고 있었다. 그때 다른 환자가 치과를 들어오면서 치과위생사에게 "안녕하세요!"라고 인사를 했다. 그러나 치과위생사는 일에 열중해 있었기 때문에, 스트로크는 그녀의 한쪽 귀를 지나 사라져 버렸다. 그러자 환자의 목소리가 갑자기 거칠어지며, "김선생님, 어떻게 대답도 안 해주세요?"라며 따졌다. 당황한 치과위생사는 "예, 무슨 말씀이십니까?"라고 말하자, 환자는 "무슨 말씀이라뇨? 선생님은 환자의 인사를 무시하시는 것입니까?"라며 화를 풀지 못한 채 진료를 받으러 안으로 들어갔다. 치과위생사는 '일에 집중하고 있었기 때문에 못 들었는데…'라는 생각이 들자 자신이 한심해져, 하루 종일 어두운 마음으로 시간을 보냈다. 그 이후로 환자에게서 치료를 중단하고 치과를 옮기겠다고 연락이 왔다.

이러한 경우, 치과위생사는 환자가 인사하고 있는 것을 정말 못 들었다고 변명을 할 수 있으나, 아무 소용이 없다. 사람은 상대방이 자신을 무시당했다고 생각하고 있을 때 변명을 들으면, 오히려 불에 기름을 붓는 것과 같기 때문이다. 결국 정말 사소한 환자의 스트로크 기아의 결말이 병원에 정말 커다란 영향을 주었다.

3) 셀프 스트로킹(self-stroking)

학교나 직장에서 학생 또는 직원들에게 긍정적 스트로크를 줄 때 졸업증서나

표창장, 우등메달, 보너스, 금일봉 등의 표식이 필요하다. 그러나 말과 행동, 태도로 나타내는 긍정적 스트로크는 위와 같은 표식이 필요하지 않다. 부모나 직장상사에게 인정받는 일은 그 이상의 기쁨을 사람에게 주기 때문이다.

'사람은 빵만으로는 살 수 없다' 는 말이 있다. 그렇다면 무엇 때문에 사는가? 이 물음에 쉽게 대답하기는 어렵다. 그러나 여기에 한 가지 답이 있다. 그것은 스트로크를 얻기 위하여 산다는 것이다. '설마?' 라고 생각하는가? 그렇다면 함께 생각해 보기로 한다.

사람은 왜 일을 하며 사는가? 돈은 생활을 유지시키는데 필수불가결한 조건이지만, 일하는데 있어 그 이상으로 중요한 것이 바로 여기서 학습한 스트로크이다. 에릭 번 박사의 욕구이론으로 다시 한 번 되돌아가보자.

인간의 6가지 욕구는 어느 하나라도 결여되어서는 안 된다. 만약 어느 것 하나라도 결여되면 인간은 정신적인 힘을 잃고 아무 일도 할 수 없게 될 것이다. 스트로크 박탈의 형벌('독방 감금')이 가장 쓰라린 벌이라는 것도 수긍이 갈 수 있을 것이다.

부모로부터 긍정적 스트로크를 받을 수 없게 되면 아이들은 장난을 하거나, 싸움을 하고, 오줌을 싼다든지 등의 행동을 하여 부정적 스트로크라도 받으려고 애를 쓴다. 이와 마찬가지로 성인의 경우에는 지각, 결근, 실패 등을 통해 스트로크를 받으려는 경우가 있다.

스트로크는 대부분 비용이 들지 않는 '공짜' 인데도 불구하고, 실제로는 이것을 보내지 않는 사람, 또는 보낼 수 없는 사람이 많다. 사람에게 있어 스트로크가 얼마나 중요한 것인지를 모르거나, 알아차리지 못하기 때문일 것이다. 도무지 스트로크를 보내지 않는 직장상사의 경우, '월급을 받고 있으니까 부하직원들이 일을 시간 내에 하는 것은 당연해' 하고 생각하고 있을 수 있다. "잘했군. 정말 고마워!" 라고 하는 질과 양, 타이밍이 모두 들어맞는 스트로크가 상대로부터 나오지 않으면, 무시(디스카운트)로서 받아들여지게 된다.

그것이 무시나 노 - 스트로크로서 느껴질 정도가 되면, 상대는 셀프 스트로킹(자기 자신의 스트로크)을 통해 스스로 'NOT- OK' 감정을 수집하고, '그레이 스템프' 를 모은다. 셀프 스트로킹의 결과로 모은 '그레이 스템프' 가 가득해지면 사소한 기회에 폭발하고, 상대방은 그때서야 당황하게 되는 것이다. 이것이 반복되면 심리게임이 되는 것이다.

4) 오버 카운트(over count)

"야!" 자네, 굉장한 솜씨군!", "자네야말로 정말 훌륭해!" 등으로 상대가 나에 대해 실제로 느끼는 가치를 더 뛰어넘는 스트로크(오버 카운트)를 보내오면, 오히려 무시당했다고 느낄 수 있는데, 이렇게 되면 상대방의 입장에서는 모처럼 무리해서 보낸 스트로크가 간단히 무시(디스카운트)되어버리는 것이다. 많은 경우, 오버카운트도 디스카운트와 마찬가지로 상대방에게는 Not OK가 될 수 있으므로 주의를 기울여야 한다.

스트로크에 대하여 다음의 표 9-2, 9-3과 같이 정리할 수 있다.

스트로크의 종류를 표 9-2로 정리할 수 있다.

표 9-2 스트로크의 종류

스트로크(존재 인식)	노스트로크=(스트로크가 없는 것)	질·양·타이밍
긍정적 느낌	무시=(의도적으로 스트로크를 하지 않는 것) 셀프 스트로킹(스스로에게 주는 인식)	
부정적 느낌	디스카운트 (가치 이하의 평가를 하는 것) 오버 카운트(가치이하의 평가로 느낄수 있음)	

(4) 스트로크의 질과 양

오랜만에 치과 인근에서 얼굴을 마주친 환자에게 치과위생사가 "안녕하세요? 어떻게 지내십니까?" 라고 소리를 질렀다. 그런데 상대방은 "네" 라고 짧게 한 마디로 대답하고는 지나쳐 버렸다. 그 순간 치과위생사의 머리 속에는 '뭐야, 저 사람은!' 이라며 화가 난다. 왜 그런 생각이 머리에 떠올랐는지 자기 스스로도 모른다. 이는 스트로크에 질과 양의 두 가지 면이 있다는 것을 알면, 왜 이러한 반응이 나타났는지 이해할 수 있게 된다.

"안녕하세요, 어떻게 지내십니까?" 라는 말은 2개의 단위(unit)로 이루어져 있다. 그런데 "네" 라는 대답은 한 단위의 스트로크이므로, 양이 조금 부족한 것이다. 게다가 되돌아온 반응의 질이 좋지 않은 편(정중함이 적음)이다. 질과 양이 모두 낮은 상대방의 스트로크 반응을 듣는 순간, 치과위생사의 정신에너지는 그 때까지의 NP의 자아상태로부터 재빨리 CP로 이동했기 때문에 '뭐야, 저 사람은!' 이 된 것이다. 요컨대, 질과 양 모두 무시(디스카운트)된 것에 대해 자신도 모르는 사이에 신경이 반응한 것이다. 신경의 반응은 치과위생사 본인이 의식적으로 행한 것이 아니다.

직장의 상하관계, 동료 간의 인간관계, 가정에서의 부부, 부모와 자녀, 고부관계 등도 마찬가지이다. 하나의 특정하고 커다란 사건으로 관계가 나빠지는 것보다, 사소한 부주의나 서투른 스트로크 교환이 반복되어 서로의 관계를 엉망으로 만들게 되며, 결국 수습하기에 힘든 관계의 결말까지 만들 수 있게 되는 것이다.

(5) 타이밍

대기실에서 별도의 안내도 받지 못한 채 한참 동안 진료를 기다리다 지친 환자가 치과위생사에게 "선생님, 예약시간이 훨씬 지났잖아요!" 라고 고함친다. 아무리 매너 좋고 참을성이 많은 환자도 스트로크 부족이 되면, 마침 어린 아이가 되고 만다. 상황이 이렇게 변하면 해결하기가 어려워진다.

치과에 들어서는 환자에게는 치과위생사의 "안녕하세요" 라는 상냥한 말 한 마디는 환자의 존재를 인식했다는 증거가 되고, 재빠른 상황대처는 그 환자에게 관심을 주고 있다는 것을 나타내는 것이다. 이 정도 되면 'OK' 라고 할 만하며, 자기 존재를 확인받은 환자는 안심하고 기다릴 수 있게 된다. 진료시간이 늦을 것 같은 경우에는 치과위생사가 "잠시만 기다려 주십시오" 라고 스트로크를 한 번 더 보내주면, 앞의 예와 같은 스트로크 부족이 초래하는 소동은 일어나지 않을 것이다.

130pages에서 스트로크 기아에 대해 치과위생사의 전화 중계의 예를 들었는데, 이 또한 타이밍의 문제였다. 정말 사소한 주의 여하에 따라 상황은 좋은 쪽 혹은 나쁜 쪽으로 변화할 수 있는 것이다.

지금까지 공부한 바에 의하면, 치과를 번영시키는 비결 중 하나는 긍정적 스트로크를 적절한 타이밍에 보낼 수 있는지의 여부에 달려 있다고 할 수 있다. 즉, 치과위생사의 보호적 Ⓟ가 고객의 FC에 기분 좋은 에너지(OK 감정)를 타이밍에 맞게 주입할 수 있는지의 여부에 달려 있다는 것이다. 물론 이를 위해서는 평소 치과의사가 긍정적 스트로크를 치과위생사를 비롯한 병원 스텝들에게 풍부하게 주어서, 스텝들의 NP가 풍부하게 생성되어 있어야 비로소 가능하다.

(6) 다른 사람의 이야기를 듣기

스트로크 기아에 걸린 사람은 잘 떠드는 경향이 있다.

하루 종일 혼자서 집에 있다가 치과를 방문한 아주머니의 경우, 병원 직원들에게 기다렸다는 듯이 무엇인가 이야기를 건다. 치과위생사는 업무를 진행해야 하기 때문에 아주머니의 이야기를 마냥 듣고 있을 수만은 없어, 그냥 "네…네" 라고 흘려들으며 적당히 대답한다. 자신의 이야기에 대해 질이 좋은 반응이 되돌아오지 않으면, 아주머니는 이를 부정적 스트로크라고 느껴, "좀더 진지하게 들어주세요!" 라고 화를 내게 되며, 치과위생사는 이런 아주머니의 태도에 질리고 만다. 이러한 일들이 반복된다면, 이는 치과에서 이루어지는 심리게임의 일종이라고 생각하면 틀림없다.

환자는 스트로크 기아이다. 떠들고 싶은 사람의 이야기를 잘 들어 주는 것도 스트로크를 주는 것이 된다. 보내는 것, 건네주는 것, 받은 것, 교환하는 것만을 스트로크라고 생각하지 말자. 남의 이야기를 잘 들어주는 것도 긍정적인 스트로크인 것이다.

스트로크를 받기 위해 비행을 저지르거나 사회를 떠들썩하게 하여 자기 자신을 자멸시키는 사람과는 같지 않더라도, 스스로 스트로크가 부족하다고 생각되면 주변 사람들에게 스트로크를 요구하거나, 맛있는 음식을 먹으러 돌아다니거나, 소풍, 쇼핑, 영화, 오락 등을 즐기는 등 셀프 스트로킹(self stroking)으로 충족시키는 방법이 있다. 스트로크를 얻기 위한 방법이 건전해야 함은 각자 책임져야 할 몫일 것이다.

사람은 자신의 말을 상대가 들어주고 있는 것을 알면, 안심하고 마음을 터놓고 진심을 말하게 된다. 이로 인해 서로 간에 신뢰감이 쌓이는 것이다. 이것이 카운슬링에서 말하는 '수용' 으로, 적극적인 경청법의 핵심이다. 적당히 "네…네" 하면서 듣고 있으면, 앞서 언급한 환자와 치과위생사 사이의 '치과 game' 과 같이 되어버린다. 따라서 상대의 이야기를 가치 있는 것으로 생각하고, 마음으로부터 듣는(긍정적인 스트로크를 보내는) 모습을 가져야 한다.

(7) 스트로크 활용하기

환자가 "선생님, 아직도 제 차례가 안됐나요? 저 시간 없는데요!" 라고 말할 때에는 환자의 상태가 실제로 스트로크 기아일 수 있으나, 이 때 치과위생사가 "네, 이제 곧 진료를 받으실 수 있습니다!" 하고 정신적인 스트로크를 보내면 어느 정도 해결될 수 있다. 그러나 치과위생사가 환자의 말에도 아무런 반응이 없으면, 환자는 진료실을 쳐다보거나, 왔다 갔다 하면서 재촉하게 될지도 모른다.

큰 병원의 대기실에서 약이 다 만들어졌으니 받아가라는 신호를 보내주는 숫자 전광판도, 환자들의 스트로크 기아를 방지하기 위한 장치이다.

이와 같이 어린이나 성인 모두, 안에서건 밖에서건, 아주 조금이라도 시간이 구조화되지 않으면 곧바로 스트로크 기아에 빠질 수 있는 것이다. 그 결과 불만행동으로서 사건을 던지거나, 책상이나 의자를 차거나 덤벼드는 등 평소 행동과 다른 행동양식을 취하는 것이 특징으로 나타난다.

지금까지 스트로크에 대해 여러 가지 실례를 통해 학습했다. 배운 정보들을 모두 기억하려고 하기보다는, 매일 매일의 생활 속에서 자신이 어떠한 스트로크를 주고받는지를 인식하여 인간 상호관계를 스트로크의 관점에서 개선하는 노력이 중요하다 할 것이다.

스트로크에는 질 · 양의 차이에 유의할 것과, 타이밍의 중요함을 알고 주고받는 일이 중요하다. 또한 긍정적 스트로크였는지, 부정적이었는지는 상대가 OK 감정을 갖고 받았는지, Not OK라고 느꼈는지에 따라 객관적으로 결정되는 것이다. 결코 '나는 긍정적인 의미로 보냈는데…' 라는 주관적인 자신의 판단에 의해 결정되는 것이 아님을 염두에 두어야 한다.

스트로크의 내용을 일상태도, 업무관련, 업무외의 스트로크를 표 9-3으로 정리하였다.

표 9-3 스트로크의 내용분류

일상의 태도에 관한 스트로크	
긍정적 스트로크	부정적 스트로크
(동료의 행동을 비롯한 전반적인 상황에 대해 항상 관심을 가지기 (가벼운 마음으로) 적극적으로 말을 걸기 (출퇴근 시에) 인사를 꼭 하고 받기 집무태도 등에 모범적 행동을 취하기 동료에 대한 편견을 갖지 않기 대화의 장을 적극적으로 마련하기 동료의 인격을 존중하기	권위적이며 동료의 인격을 무시하기 동료의 행동에 관심을 갖지 않기 인사를 하지 않기 사람들 앞에서 큰소리로 꾸중하기 불공평한 취급을 하기 감정을 강하게 표출시키기 의욕이 없음
업무에 관한 스트로크	
긍정적 스트로크	부정적 스트로크
권한위양을 하기 명확한 지시, 명령을 하기 리더적 역할을 부여하기 프로젝트팀에 합류시키기 큰 과제나 일을 맡기기 잘 했을 때 칭찬을 하기 일이 끝나면 수고했다는 말을 하기 결과를 바르게 평가하기 의견을 물으며 참가시키기	강압적 명령이나 지시를 하기 의견을 듣지 않고 작업을 강요하기 사소한 실수를 지나치게 추궁하기 지도, 원조를 하지 않기 결과만 가지고 헐뜯기
업무 외의 스트로크	
긍정적 스트로크	긍정적 스트로크
레크레이션 활동에 참가하기 어울려서 잡담을 하기 회식의 기회를 갖기 사생활의 상담, 원조를 하기	레크리에이션 활동에 참가하지 않기 업무 이외는 어떠한 만남도 하지 않기 직장 내 동료와 상사의 관혼상제를 무시하기 곤란한 일이 있어도 모른 체 하기

2. 스탬프

(1) 골드 스탬프(gold stamp)와 그레이 스탬프(gray stamp)

스트로크 교환의 결과로서, 유쾌 · 불쾌의 마음을 자기 마음속에 모으는 것을, TA에서는 스탬프 수집이라 부른다. 여기서 말하는 스탬프란 블루 칩스라든가 그린 스탬프와 같이, 일정한 매수에 이르면 그에 따른 물품과 교환할 수 있는 시스템을 상징화한 표현으로서 사용한다.

대화의 배후에는 스트로크의 교환이 이루어지고 있다. 그 결과가 유쾌(플러스)하다면 골드(금색) 스탬프를, 불쾌(마이너스)하다면 그레이(회색) 스탬프를 수집하는 것이 된다(그림 9-5).

그리고 긍정적이든 부정적이든, 플러스든 마이너스든, 받은 쪽은 스스로의 '마음의 종이' 에 스탬프를 모으게 된다. ⓒ에 의해 행해지는 감정 스탬프의 수집이 알맞게 이루고 있는 상황이라 하더라도 정말 사소한 감정의 움직임을 계기로, 이를테면 "뭐야! 가만히 듣기만 하고 잠자코 있으니까!" 라는 식으로, 갑작스러운 '경품 교환' 을 하게 된다.

이런 갑작스런 폭발은, 평소의 Not OK 감정이 쌓이고 쌓인 결과 감정 스탬프의 정산이 발생된 것으로 이해하면 된다.

평소에는 온순하고 말없는 성격의 사람이 어느날 갑작스럽게 감정을 폭발시키며 폭력이나 심지어 살인을 저질렀다면, 이 사람은 마음 속에 오랫동안 Not OK

스탬프 종류	내용
gold stamp	밝다. 행복하다.
gray stamp	실망하다. 힘이 없다.

그림 9-5 스탬프 종류와 인간심리

강자	약자
"이런 중요한 때 지각하면 어떻게 해!"	'노력했으나 안된걸...'
항상 정리가 안돼 있어!	침묵을 지킨다.

그림 9-6 스탬프의 수집과정과 교환은 계층에 따라 교환된다.

감정이 쌓여 그레이 스탬프를 수집했을지 모른다. 이런 사람들의 가정환경을 살펴보면, 오랜 기간에 걸친 부모의 지나친 걱정과 지나친 보살핌(과보호의 NP)과, "이렇게 해", "저렇게 하면 안돼" 라는 CP에 의한 과간섭을 받았던 경우가 발견되기도 한다.

그림 9-6에서와 같이 "너를 생각해서 해주었는데" 라고 하며 자녀를 위해서는 무엇이든 하고 마는 어머니와, 어떤 경우라도 자기의 생각을 강요하는 아버지 밑에서, 아이들은 '내 일은 내가 하고 싶고, 내 생각대로 행동하고 싶어' 라고 생각해도 그렇게는 하지 못한다. 자신의 행동과 생각 모두 빼겨 버리고 이제 모든 것이 다 틀렸다고 생각하기 시작할 때, 마음 속에서 그레이(회색) 스탬프는 서서히 가득해지고 있다. 이것이 사소한 계기로 인해 폭발하는 것은 전혀 이상한 일이 아니다. 한 번 폭발하고 끝나는 것도 있고, 나중에 눈 위를 미끄러져 내려가는 눈사람과 같은 것이 되어 버리는 것도 있다.

1) 셀프 스트로킹에 의한 골드 스탬프 정산

상사가 스트로크를 보내는데 인색하면 부하직원은 자기 스스로 스트로크를 보내게 된다. 그 경우의 심리적 골드 스탬프 또한, 모이면 교환하게 된다는 것을 알아두자.

예를 들면 부하직원이 '어제도 야근이고, 오늘도 야근, 아주 오래 전부터 토요일과 일요일도 회사일, 나는 정말 일을 많이 하는구나' 라고 생각하면서 골드 스탬프를 많이 모은 경우, 마음 속의 책 1권의 종이에 모두 스탬프로 가득하게 되면 자신의 ⓒ로부터 자신의 ⓟ에게 이제 가득 모았으니 교환해도 좋은지에 대한 허가를 구한다.

그러면 ⓟ는 "좋아, 잘 참고 모았다. 이제 교환해도 좋다!" 라고 허가를 보내고, 부하직원은 상사에게 가서, "1주일 정도 쉬었으면 합니다" 라고 당당히 휴가를 신청한다. TA를 배운 일도 없으며, 스탬프 수집에 대해서도 물론 전혀 알지 못하는 상사가 무심코 "지금은 바쁠 때니까 다음 달로 미루지" 라고 말한다면, 부하직원은 "과장님은 평소 제가 하고 있는 일을 어떻게 보고 있는 것입니까! 저는 지금까지 어느 누구보다도 회사를 위해 열심히 일해왔다고 생각합니다!" 라고 폭발할 수 있다. 아무것도 모르는 상사는 갑작스러운 일이기 때문에 당황할 수밖에 없다.

심리적 스탬프는 셀프 스트로킹에 의한 골드 스탬프 수집을 포함해서, 모으는 쪽과 모여지는 쪽 모두 바람직하지 못한 결과를 얻는다. 이와 같은 것을 알고 있는지의 여부에 따라 대인관계의 결과가 매우 달라지게 되는 것이다.

2) 그레이 스탬프를 모으는 방법과 교환방법

>>> **스탬프를 타인으로부터 받아 모으는 사람과의 정산** : 불쾌감을 의미하는 그레이(회색) 스탬프는 타인으로부터 부정적 스트로크를 받은 결과로 모이는 것과, 자기 자신이 모으는 경우가 있다.

타인으로부터 모으는 것이라고 해도, 어떤 사람으로부터 한 번 부정적인 스트로크를 받은 것과 같은 사람에게 반복하여 몇 번, 혹은 몇 개월이나 몇 년에 걸쳐 받은 것과 여러 사람으로부터 받은 것 등 여러 가지 종류가 있다.

그러나 어느 것도 자신이 모은 부정적인 감정의 응어리를 언제, 그리고 어떤 형태로 정산하는지는 그 계기가 무엇에 의하는지, 또한 어느 정도 모였는지에 따라 다르다. 예를 들면 마음 속의 '스탬프 공책' 이 2~3페이지 모인 정도라면 머리가 아파진다거나 의자나 책상을 걷어차는 정도이지만, 5~6페이지 모이면 사소한 일로도 부하직원에게 갑자기 호통을 치기도 한다.

스탬프 공책이 10~20페이지 정도 되면 노트북을 집어던지거나, 자기 몸에 상처를 입히는 따위를 할지도 모르며, 10~20권 대량으로 모으게 되면 폭력을 휘두르거나, 병에 걸려서 집에서 꼼짝하지 않는다거나 회사에서 퇴사하는 등의 경우가 된다. 그리고 그 이상 모여서 더 큰 '상품' 과 교환할 정도가 되면 이미 끝난 것이다. 정신적 장해를 일으키든가, 자살할 수도 있기 때문이다.

부정적인 스트로크를 단 한 번만 받아서 그레이 스탬프를 20매 정도를 1번에 모았다고 가정해보자. 시간의 경과와 함께 다시 생각해 보면 생각할수록 노여움이 쌓여 '이자'가 늘어 20매가 50~100매 정도로 많아질 수도 있다. 이것을 언제, 어딘가에서 정산하지 않으면, 평소와 같이 일을 할 수 없을 정도가 된다. 따라서 그레이 스탬프(불쾌감)가 많이 모이면, 어떻게 해서라도 어느 때건 무언가와 교환해서, 그러한 부적응상태에서 탈피하지 않으면 안 된다. 이때 불건전하거나 부도덕적인 정산방법은 개인적 · 사회적으로 문제를 일으킨다.

애써 참은 끝에 하는 정산은 마음이 서늘해지는 느낌이 들 수 있다는 것은 앞서 이야기하였다. 그래서 방법을 연구해서 스탬프의 양이 적을 때 정산할 필요가 있다.

어느 회사에서는 연수시설에 상사를 대상으로 한 인물상을 갖춰 놓고, 그것을 두드리는 것을 놓아둔다든가, 방 하나를 비워두고 거기에 테니스용 라켓(다시 말하면 그레이 스탬프가 모인 마음의 상태를 '라켓'이라 부름)을 감추고 의도적으로 연수생 한 사람 한 사람에게 큰 소리를 지르며 침대와 베게를 두드리게 하고 있다. 이는 '심리적 라켓' 상태의 발산을 노린 것일 것이다.

라켓 상태의 사람이 정산시기가 가까워지면 아무렇지도 않게 문득 하는 말이 있다. 특히 술을 마신 후이거나 회식 등에서 들을 수 있는데, "더 이상 참을 수 없어!", "나도 할 만큼 했어!", "이제 지금까지로 충분하다!", "참는 데에도 한계가 있어!" 등이다. 이런 말들이 오가면 그 사람의 심리상태에 대해 특별히 주의해야 한다.

> **스탬프를 스스로 모으는 사람과 교환방법** : 예를 들어 그레이 스탬프를 스스로 모으는 직장상사가 있다고 가정하자. 부하직원 한 사람이 정각보다 5분 늦게 출근했다. 그 직원은 늦게 왔으므로 "안녕하십니까"라는 스트로크 한 마디 할 수 있는 처지도 못 돼 아무 말 않고 자리에 앉았다. 이것은 완전한 무시(디스카운트)이지만, 상사는 단 5분 정도의 일로 홍분하는 것은 점잖지 못하다고 생각해서 아무 말도 하지 않았다. 그러나 상사의 마음의 공책에는 그레이 스탬프가 모이게 된다.

이틀이 지나, 그 직원은 또 다시 2, 3분 정도 늦게 출근했다. 이때도 역시 "음… 음…" 하고 헛기침을 하며 아무 말도 하지 않았으나, 스탬프는 두 배가 되고 만다. 이런 일이 계속 반복되고, 결국 직장상사의 마음 속 스탬프는 수 십 배로 크게 증가했다.

어느 날 아침, 상사는 아침 출근을 준비하면서 잔소리를 하는 아내에게 시달려 갑자기 1권 정도의 그레이 스탬프가 늘어난 채 회사로 출근했다. 부하직원들에게도 No - 스트로크인 채 자기 자리에 털썩 앉았고, 마음 속으로는 아주 떨떠름했다.

그때 평소 지각을 하던 그 부하직원이 또 지각을 했다. 불과 1, 2분 정도밖에 되지 않았지만, 이는 '방아쇠'가 되었다. 마침내 상사는 자리에서 일어나 창백한 얼굴로, "이봐! 이쪽으로 와 봐!" 하고 부르더니 이내 "뭐야! 당신! 보자보자 하니까 아주 형편없어!" 라고 고함을 지르며 야단을 쳤다. 이것이 바로 '스탬프의 교환' 임을 상사는 미처 생각하지 못했으며, 부하직원의 입장에서도 마치 라켓으로 갑자기 두들겨 맞는 느낌으로 도무지 영문을 몰라 어리둥절했다. 불과 1, 2분 늦은 것 때문엄청난 꾸지람을 내리는 상사를 보며 놀란 것은 다른 직원들도 마찬가지였다(그림 9-7).

이와 같은 감정의 폭발은 폭발을 일으킨 당사자도 어떻게 된 일인지 몰라서 묘한 기분을 느끼게 된다. 한 바탕 소동이 지나간 후 문득 정신이 들은 상사는 모든 부하직원들 앞에서 아침 일찍부터 큰소리를 지른 자신의 행동에 대해 후회하게 되지만, 이미 때는 늦었다. 결국 그는 이제까지 체험하지 못했던 굉장히 큰 그레이 스탬프 덩어리를 한꺼번에 모으는 동시에, 자리에 털썩 주저앉고 말았다.

스탬프 교환에 대한 실제 사례 중 하나이다. 결코, Not OK 감정 스탬프는 모으지 않도록 해야 한다. 원인이 어떠하던지 간에 자기의 감정은 결국 자기 자신의 책임인 것이다. 스탬프가 많이 모였다고 느꼈다면 빠른 시일 내에 정산(처리)하도록 하자.

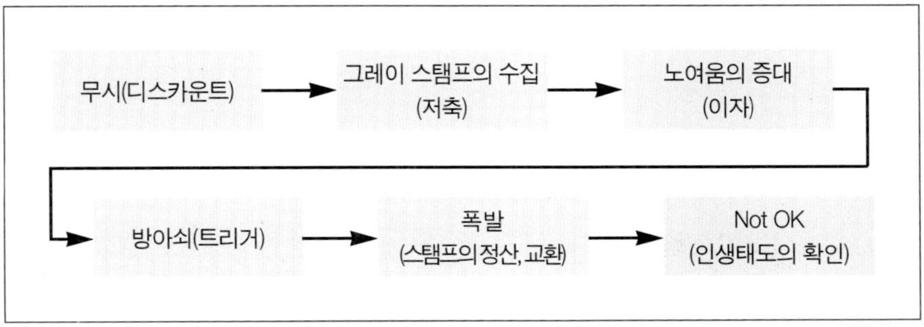

그림 9-7 심리게임의 흐름도

(2) 기타 스탬프

지금까지, 자기 자신에 대해 좋은 감정을 의미하는 골드(gold) 스탬프와 나쁜 감정을 의미하는 그레이(gray) 스탬프의 2가지 예를 들어, 감정 스탬프 수집의 결과는 반드시 '경품' 과 교환된다는 것을 공부했다. 그레이 스탬프라는 말 대신에 '브라운 스탬프' 라고 하거나, 디스카운트에 의해 마음이 상처받은 경우에는 '블루 스탬프' 라고 할 때도 있다. 또한 이들 외에도 때가 묻지 않은 청결함을 나타내는 '화이트 스탬프' 나, 노여움과 적의의 감정을 나타내는 '레드 스탬프' 등도 있다.

이러한 용어를 표현할 때 색깔은 단지 그런 느낌을 표현하는 것일 뿐이며, 특별히 깊은 의미는 없다. 스탬프 수집에 대한 학습은, 대화가 스트로크의 교환이기도 하고, 받은 스트로크의 종류와 질량 여하에 따라 여러 가지 감정을 모아 축적한다고 하는 것과, 그것은 어느 것이나 교환한다고 하는 것 등이었다.

그런데 감정이란 스스로가 모으는 것이므로, 다른 사람이 모아 줬다고 말하거나 생각하는 것은 타벌적 · 의존적인 것이다. TA의 목적 중 하나인 주체성을 갖는다는 입장에서 자기의 감정은 자기의 책임이라는 것과, 타인의 감정에 책임을 질 수는 없다는 2가지를 분별하지 않으면 안 된다. 만약 "저 사람에게 감정을 훼손당했어" 라든가, "저 사람 기분 나쁘지 않을까" 라는 생각에서 흥분하거나 걱정한다고 할 때, 전자는 타벌적이고 주체성이 없는 것이고, 후자는 타인의 감정은 그 사람의 책임이고, 자신이 책임을 질 것은 아니라는 사실을 모르기 때문이다. 물론 그렇다고 해서, 상대에게 좋지 않은 말이나 행동으로 기분을 상하게 하고, 이를 상대방 책임으로 생각해서는 안 된다. 즉, 자신의 감정을 스스로 조절할 수 있게 되면, 비로소 성인이라고 할 수 있는 것이다.

3. 디스카운트

디스카운트란 본래 할인 또는 에누리를 의미한다. 여기에서 발전시켜 TA에서는 '경시' 또는 '과소평가' 의 의미로 사용한다.

(1) 디스카운트(discount)는 재앙의 근원

평소의 대화 중에 상대를 과소평가하는 행동이나 말을 디스카운트라 한다. 예를 들어보자.

환　　자 : "저 양치질 잘 했죠?"
치과위생사 : "치태가 그냥 있는데 잘 하긴요!"
치과위생사 : "환자에게 이렇게 상담해 드렸습니다."
치 과 의 사 : "상담을 그런 식으로 하면 어떻게 합니까?"

이러한 형태로 상대의 기대를 배반하거나 형편없는 평가를 하는 경우가 디스카운트인데, 일상생활 속에서 이런 식의 교환은 의외로 많다. 이러한 디스카운트가 환자와 치과위생사, 치과의사와 환자들에게 커다란 부정적 스트로크를 준다는 사실을 알아야 한다.

앞서 들었던 첫 번째 예에서, 치과위생사의 디스카운트에 대해서 환자는 "그럼 선생님은 치태가 하나도 없으신가요?" 라고 반드시 디스카운트가 되돌아오는 것이다. 자신이 내보내는 태도에 따라 상대방의 반응이 결정되는 것이다.

(2) 디스카운트의 문제

디스카운트의 방법을 문제해결의 관계에서 생각해 보면 다음과 같다.

1) 문제 존재 경시

환자가 치아가 아파서 병원에 왔는데 무심결에 "대단치는 않네요" 라고 하거나, 환자가 화내고 있는데 "별 일 아닙니다" 라고 말하며 미뤄두는 등의 경우로, 결과적으로 좋지 않은 결과를 초래하게 된다.

2) 문제 원인 경시

이는 상처받거나 모욕 받는 이유를 가볍게 보는 등의 경우로, 이를 무시하다가 나중에 더 큰 문제가 되어 덮쳐올 수 있다. 이를테면, 지진 발생의 근거를 가볍게 보거나, 똑같은 상황에서 재차 재해를 당하는 등의 상황은 문제의 원인을 경시하는 태도와 관련이 있다.

3) 문제 해결 가능성 경시

"저 사람은 어차피 일을 잘 할 수 없어", "시험 따위는 치러봐야 붙을 수 없어", "그 사람에게는 이야기를 해봐야 안돼" 등 시도해 보기도 전에 부정적으로 결론을 내리는 경우가 이에 해당한다.

4) 자신과 타인의 변화할 가능성을 경시

"나는 본래 소극적인 성격이야", "그 사람도 이제 나이를 먹어서 어쩔 수 없어"라는 등, 자신과 타인이 변화할 가능성을 사전에 디스카운트해 버리는 경우를 말한다.

이러한 디스카운트가 가정생활과 회사 운영을 얼마나 심각하게 저해하고 있는지를 잘 생각해 보아야 한다.

(3) 디스카운트 기능

1) Not OK의 인생태도 유지와 강화

4개의 인생태도 중에서 'OK가 아닌 것'(Not OK)을 증명하고, 각각의 인생태도의 테두리에 틀어박히려고 할 뿐만 아니라, 그러한 태도(포지션)를 강화시키려고 하기 때문에 디스카운트를 행한다.

2) 심리게임에 노출

심리게임은 시간을 구조화하기 쉬운 점 때문에, 우선 디스카운트를 해서 게임에 들어가고자 한다.

3) 인생각본의 연장

유아기에 부모에 의해 쓰인 인생의 줄거리(연극대본과 굉장히 닮았음)에 따라 자기의 인생극을 연출할 뿐 아니라, 이에 윤곽이 점점 잡혀나가기 때문에 디스카운트를 한다.

4) 공생적 관계의 강화와 확인

다음의 공동관계 도식에서 알 수 있듯이 두 사람의 관계(남편과 아내, 상사와 부하)이 3개의 자아상태(2명이 한 사람분)를 서로 유지하려는 공동관계를 강화하고, 서로 확인하는 것이 디스카운트이다.

지금까지 학습한 스트로크 및 관련사항을 정리하면 다음과 같은 그림이 된다.

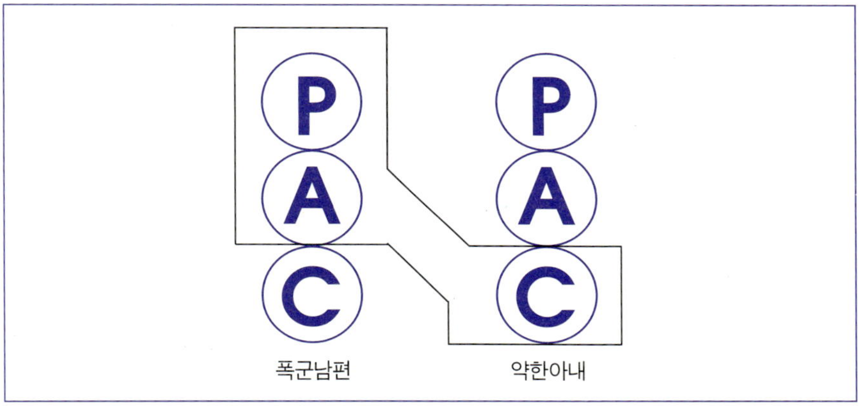

그림 9-8 공동관계

5) 심리게임과 인생태도와의 관련

디스카운트가 인간관계를 해치고, 심리게임에의 교량 역할이 된다는 것을 생각하면 심리게임에서 자유로워지는 것(게임프리)을 목표로 하는 '나도 OK, 당신도 OK' 라는 인생태도가 TA의 목표 중 하나라는 것을 이해할 수 있을 것이다.

지금까지 디스카운트에 초점을 맞춰서 공부했다. 사람들은 대인관계에 있어서 디스카운트의 기능에 눈을 뜨기(알아차림), 벗어나기 위한 노력(수정행동), 마지막으로 디스카운트로부터의 해방(자기변혁)을 몸소 증명하고 싶어한다. 그렇게 하지 않으면 디스카운트의 교환은 게임으로 발전하여 비극으로 끝나게 될지도 모른다.

디스카운트를 이해하고 과소평가 놀이를 그만둠으로써 자기 자신을 둘러싼 인생이 밝아진다면 TA를 배우는 의미가 있다고 하겠다.

오버 카운트(실제의 가치 이상으로 과장하는 것) 역시, 결과적으로는 디스카운트와 같게 된다. 또한 무시나 노 - 스트로크 등은 큰 사고로 연결되기도 하는데, 디스카운트는 특히 심리게임의 시작이라고 알려져 있다.

10 갈등관리와 심리게임 분석

교육목표

1. 인생태도에 따른 심리 갈등을 이해할 수 있다.
2. 심리게임을 해석하고 이해하며 행동방식을 알 수 있어야 한다.

◈ 갈등관리와 심리게임 분석

유아기에 부모로부터 받은 스트로크의 종류와, 이를 원인으로 한 그 사람 나름대로의 인생태도에 의해, 인생에 있어서 심리적 갈등의 중요한 역할이 결정된다. 그들 역할은 인생게임 또는 심리게임이라 불리는 관계 속에서 연출되는 것으로, 박해자와 구원자, 희생자의 3가지가 있다.

1. 인생태도와 심리적 갈등

셰익스피어는 "인생은 무대"라고 했다. 기본적 인생태도(basic life position)의 4가지 포지션 중, 제3포지션에 있는 사람(I' m-You' re Not OK=자기긍정—타인부정)은 자칫하면 박해자의 역할로 게임을 하는 일이 많고, 제2포지션에 있는 사람(I' m-You' re OK=자기부정—타인긍정)과, 제4포지션(I' m Not OK-You' re Not OK=자타부정)의 사람은, 자칫하면 희생자의 역할로 게임을 시작한다. 구원자는 어느 의미에서 박해자이기도 하기 때문에, 제3포지션의 사람으로부터 시작한다. 또한 제2포지션의 희생자는 구원자를 구하고, 제4포지션의 희생자는 박해자를 구한다는 차이가 있다. 제1포지션의 사람은 OK-OK의 관계이기 때문에 게임을 하지 않으며, 따라서 어떤 역할도 맡지 않는다.

이상의 관계를 그림으로 표시하면 다음과 같다.

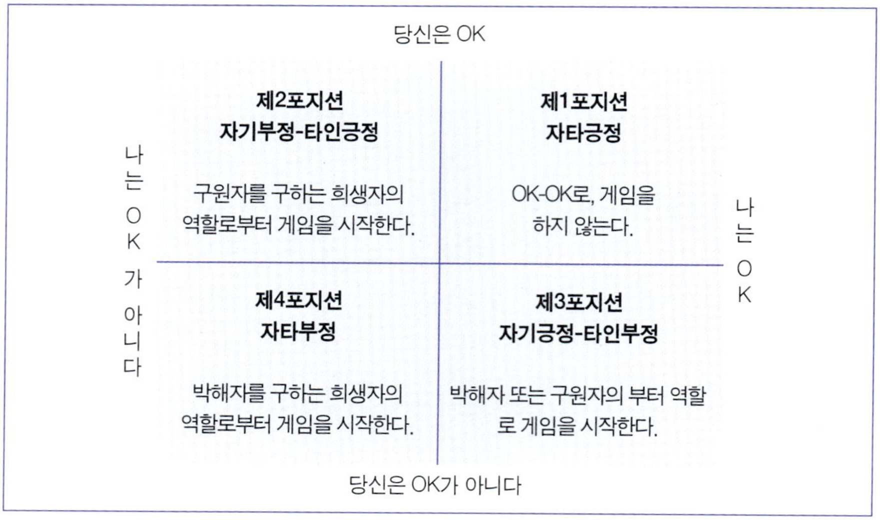

그림 10-1 인생태도와 심리게임의 역할 상관도

2. 에릭 번의 게임공식

에릭 번의 게임공식은 심리게임의 프로세스와 특색을 일목요연하게 알 수 있게 한 것으로, 에릭 번에 의한 Formula G(게임의 공식)와 뒤에 나올 카프만의 Drama · Triangle의 두 종류가 있다. 여기에서는 에릭 번의 게임공식(표10-1)을 예로 들었다.

게임은 스탬프를 수집하는 목적과 인생의 무대 각본에 쓰여 있는 역할(박해자, 희생자, 구원자)을 연출하여 인생각본을 진전시키기 위하여 행해지는 것이므로, 반복하여 행해지거나, 일생에 걸쳐 행해진다고 한다. 거의 모든 게임은 Not OK 감정을 모으기 때문에 비건설적이고, 때로는 파괴적이기도 하다.

표 10-1 에릭 번의 게임공식

Formula G	말을 거는 사람	대응하는 사람
게임이란 명료하고 예상 가능한 결과를 향해 진행하고 있는 일련의 이면적인 교류로, 자아상태의 전환과 함께 결말을 맞이한다. 일반적으로 끝이 좋지 않고, 반복하여 행해지는 것이라 할 수 있다.	· 숨겨진 동기가 있다. · Ⓐ에 의한 인식이 없다. · 자신에게 대응할 듯한 사람 구해 잘 붙잡는다.	· Ⓐ에 의한 인식이 없다. · 대응할 듯한 예를 들면 '도와주고 싶다' 와 같은 숨겨진 동기를 갖고 있다.

응답	전환	혼란	결말
두 사람 또는 세 사람의 player에 관한 사교적 상보적인 교류의 교환을 하지만, 이면에 숨겨진 교류가 있다.	· 말을 거는 사람의 자아상태가 갑자기 변한다. · 교차교류가 되며 대화가 단절된다. · 박해자, 희생자의 역할이 바뀐다.	· 교차교류가 들어와 갑자기 다른 자아상태로 변해 상황의 분별을 할 수 없게 된다.	· 혼란 뒤에 맛보는 나쁜 감정의 스탬프를 수집한다. · Not OK가 된다.

3. 심리게임의 실제 사례

게임에는 여러 가지 종류가 있는데, 여기서는 일반적으로 흔하게 나타나는 게임을 소개하도록 하겠다.

(1) 바보게임(stupid) I

환자가 치과위생사에게 "저, 구강상태가 많이 안 좋죠?" 라고 말하며 게임을 시작한다. 환자의 마음 속에는 '당신이 아무리 나를 도우려고 해도, 그렇게 안 될 거예요' 라는 숨겨진 의도가 있지만, 이를 인식하지는 못하고 있다.

치과위생사 : "아니에요."

환　　　자 : "전에 치과에 왔었을 때 선생님이 제 구강상태가 너무 엉망이라고 했어요."

이 말을 계기로 겉으로는 그럴듯한 상보교류(Ⓐ↔Ⓐ)지만, 속으로는 서로 숨겨진 의도가 있는 이면교류가 계속된다.

치과위생사 : "아니에요. 그때 그 말은 정기적으로 구강검진을 받지 않으면 엉망이 될 거란 뜻이에요!"

환　　　자 : "저, 정말 엉망이에요. 저희 어머니도 저보고 많이 안 좋다고 했어요!"

치과위생사 : "지금 상태는 괜찮아요."

환　　　자 : "진짜 안 좋다니까요."

치과위생사 : "(큰소리로) 아니 괜찮다니까요! 몇 번 말해야 알겠어요? 정말 답답하시군요!"

결국 Ⓐ↔Ⓐ의 교류가 CP→AC로 바뀌고, 교차교류가 되어 마침내 대화가 끊긴다. 이 예에서 등장한 환자처럼 말을 거는 사람은 이런 저런 방법을 다 써서 상대를 끝까지 물고 늘어지고, 마침내 상대방이 울화통을 터뜨려야 결말에 도달한다.

위의 예에서, 환자는 말을 거는 사람이고, 치과위생사가 상대방이 되는, 즉 대응하는 사람이다. 치과위생사는 마지막에 가서야 비로소 '또 당했구나!' 라고 후

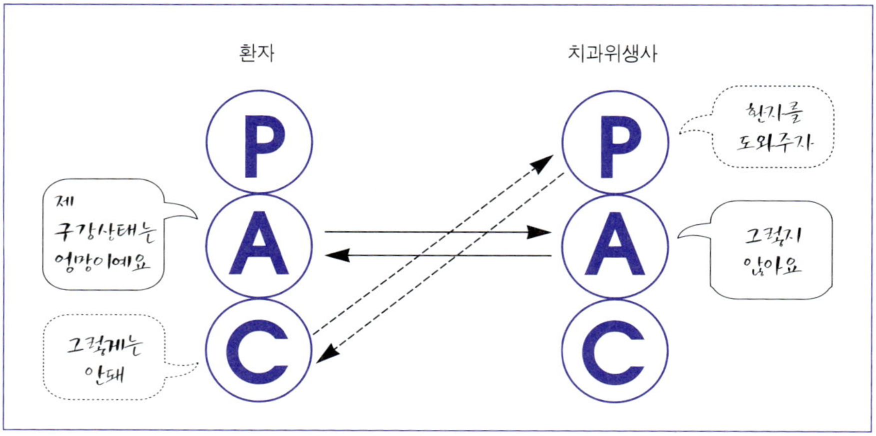

그림 10-2　(실선):사회적 측면에서의 표면적 메세지
(점선):심리적 측면에서의 숨겨진 메세지

회하고, Not OK의 감정을 모은다. 반면에 말을 건 환자는 '나는 바보야' 라는 Not OK의 인생태도를 확인하며 자신의 각본을 강화시킨다.

이것이 '나는 바보야' 라는 심리게임으로, 말을 거는 사람이 대응하는 사람과 함께 대화의 응답을 반복하여, 마지막 순간에 교차교류가 되며 결말을 맞이하는 것이 통상의 패턴(pattern)이다.

에릭 번의 게임공식(그림 10-2)을 참조해 보기 바란다.

(2) 바보게임 II

바보게임은 자신이 바보라는 것을 증명하기 위하여, 그레이 스탬프를 모으기 위하여 연출되는 것이다. 예를 들면 치과위생사가 때때로 Ⓐ에 의한 인식 없이 우편물을 맨 밑 서랍에 넣어 버려, 나중에 원장에게 불려가 큰 소동을 피우고 나서 "허참, 왜 이런 바보짓을 했지! 이 우편물은 원장님이 급하게 찾던 것인데…" 라고 탄식할 때에 연출되는 것이다.

언제나 실수만 저질러 원장에게 꾸중을 듣는 치과위생사와, 언제나 지시사항을 지키지 않는 환자가 계속해서 치과위생사를 애먹이는 것도, 사실은 이 게임을 하고 있는 것인지도 모른다. 아마도 치과위생사는 마음 속으로 '저 환자(또는 원장님)에게는 이제 질렸어!' 라고 투덜거릴 것이다.

(3) '예, 하지만(yes, but)' 게임

환자가 "선생님, 저 치아가 많이 누렇게 변한 것 같은데 어떻게 하면 하얗게 할 수 있을까요?" 라고 말하면서 게임을 시작한다.

치과위생사 : "그렇군요. 그렇다면 치아에 착색을 시키는 커피나 콜라, 홍차 등을 먹지 않으면 좋을 듯한데요."

환　　　자 : "예, 그렇게 하면 좋겠지만, 제가 커피를 마시지 않으면 졸음이 와서 안 되거든요."

환자는 '예, 하지만(Yes, But)' 게임에 들어간 것이다.

치과위생사 : "그렇군요. 그러면, 일찍 잠을 청한다든지, 커피 대신 다른 차를 선택한다면 어떨까요?"

치과위생사는 '이렇게 한다면…' 의 게임으로 받아서, 표면은 상보적이지만 이면에 다른 동기가 작용하는 교류가 계속된다.

환　　자 : "예, 하지만 사람들을 만나야 할 때도 있고, 제가 주로 밤에 활동을 많이 해서 커피를 마시지 않으면 안 돼요!"

치과위생사 : "그래요, 그러면 커피를 마시고 바로 양치질을 하세요."

환　　자 : "예, 하지만 시간이 없어서…"

치과위생사 : "커피를 대신할 수 있는 잠이 오지 않는 차를 선택한다면 어떨까요?"

환　　자 : "예, 하지만 커피 외에는 마시기가 싫어요."

치과위생사 : "그럼 환자분 마음대로 하세요!"

구원자는 이면의 NP에서 CP의 자아상태로 바뀌어 교차교류가 되고, 대화는 끊기게 되고, 게임의 결말을 맞아서 '왜 이렇게 되어버리는 것일까?' 라고 혼란에 빠지게 된다.

'예, 하지만(yes, but)' 게임을 시작한 환자는 치과위생사가 아무리 도와주려고 해도 도움을 받아들이지 못한다. 치과위생사는 Not OK인 것이라는 것을 증명하고, 이와 관련하여 마침내 폭발하여, 환자를 도와주려고 생각했다가 게임의 결말로 불쾌감을 맛본다. 결국 치과위생사는 '명색이 치과위생사로서 환자에게 호통이나 치다니… 난 무능하구나…' 고 하는 Not OK의 스탬프를 수집하게 된다.

이들 게임에서는 Ⓒ의 자아상태가, 상대가 되는 player의 양육적 parent(NP)를 촉발시키는 교류가 생기게 된다. 이 교류는 표면적으로 "문제가 있습니다. 해답은 무엇입니까?", "이렇게 하면 어떻습니까?" 라는 식으로, Ⓐ대 Ⓐ의 관계로 보일지는 모르지만, 이면은 child(이 경우는 FC) 대 parent(인식하지 못하고 있는 NP)의 교류이다. 게임에 숨겨진 진짜 목적은, "해답을 가르쳐 주려고 시도해보십시오. 그렇게는 못할 테니까" 라는 것이다.

'예, 하지만(yes, but)' 게임은 다음과 같이 도식화할 수 있다(그림 10-3).

그림 10-3은 '예, 하지만(yes, but)' 게임인데, TA에서는 이외에도 몇 개의 예를 들어 그들에 대해 알기 쉬운 명칭을 붙여 일반화하고 있다. 이 예만 하더라도, 환자 쪽에서 보면 '예, 하지만(yes, but)' 게임이 되지만, 치과위생사 쪽에서 보면 '단지 도와주고 싶었을 뿐인데' 라는 게임을 하고 있는 것이 된다. 이 종류의 게

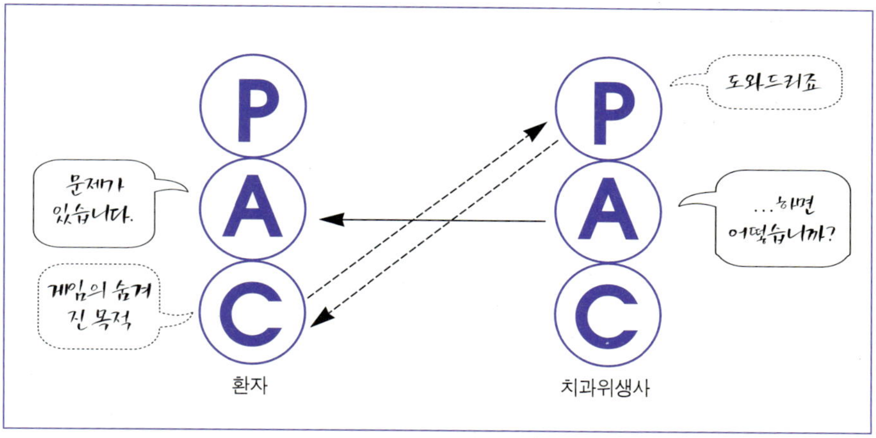

그림 10-3 '예, 하지만(yes, but)' 게임 〈게임의 숨겨진 목적〉

임은 자녀가 부모에게, 부하직원이 상사에게, 환자가 의사에게, 이외에도 치과위생사가 치과의사에게, 학생이 교사에게, 회의의 멤버가 리더에게, 세일즈맨이 고객에게 등 여기저기에서 행하고 있다.

게임의 결말로서 '예, 하지만(yes, but)' 게임을 하는 희생자의 역할은 '누구도 나를 도와주는 자는 없다' 는 고독감을 달성하고, '단지 도와주고 싶었을 뿐인데…' 의 구원자의 역할을 하는 사람은 후회하고, 그때마다 그레이 스탬프를 모으게 된다.

영업회의 등의 장소에서 책임자가 부하직원들에 의해 제출되는 안마다 "이것도 안돼, 저것도 안돼!" 라고 몰아붙이는 것도, 학교 교감이 직원회의에서 교사들이 내놓은 계획에 "안됩니다" 라는 말을 하는 것도, 결국 '예, 하지만(yes, but)' 게임일 것이다.

학교에서 어떤 학생의 비행상담과정에서 교사들과 학생들의 대화에서도 이 게임을 할 수 있다. 그 결말은 처음 말을 시작한 학생이 "어떻게 하면 좋을지 가르쳐 주는 사람은 아무도 없어. 타인은 모두 바보 얼간이야" 라는, '나는 OK, 타인은 Not OK' 란 인생태도를 보인다. 학교폭력이나 가정폭력도 게임이라는 눈으로 보면, 그 이유와 그 다음에 올 결말도 예측할 수 있을 것이다.

(4) '꾸짖어 주세요(kick me)' 게임

'꾸짖어 주세요(kick me)' 게임은 지각을 하거나, 실패를 저질러서 상대를 화나게 만들고는 '나는 역시 할 수 없어(Not OK)' 라는 것을 확인하는 게임을 말한다.

환자와 치과위생사 사이의 관계에서는 다음과 같은 모습이 될 것이다.

환자 : "학교에 다녀오는 길에 식사를 했는데 양치질을 못했습니다."

이러한 말을 하는 환자의 마음 속 이면에는 '제가 게으른 사람입니다. 꾸짖어 주세요' 라는 뜻이 숨겨져 있다.

'꾸짖어 주세요(kick me)' 게임에서 말을 시작하는 player(이 경우는 희생자의 역)는 무엇인가를 저지르고, 다른 상대가 될 player(박해자)를 화나게 해, 자기 스스로를 꼼짝 못하게 만든다. '꾸짖어 주세요(kick me)' 게임을 하는 사람은, 자신의 상대역 연기를 기꺼이 하여 줄, 즉 꾸짖어 줄 사람을 게임에 끌어들이는 경향이 있다.

치과위생사 : "그럴 수도 있습니다. 집 밖에서 양치질 하기는 쉽지 않습니다."

치과위생사의 이면에는 '그래도 닦고 와야지' 하고 충고하고 싶은 마음이 숨겨져 있다.

위 교류도식은, '예, 하지만(yes, but)' 게임의 도식과 비슷하다.

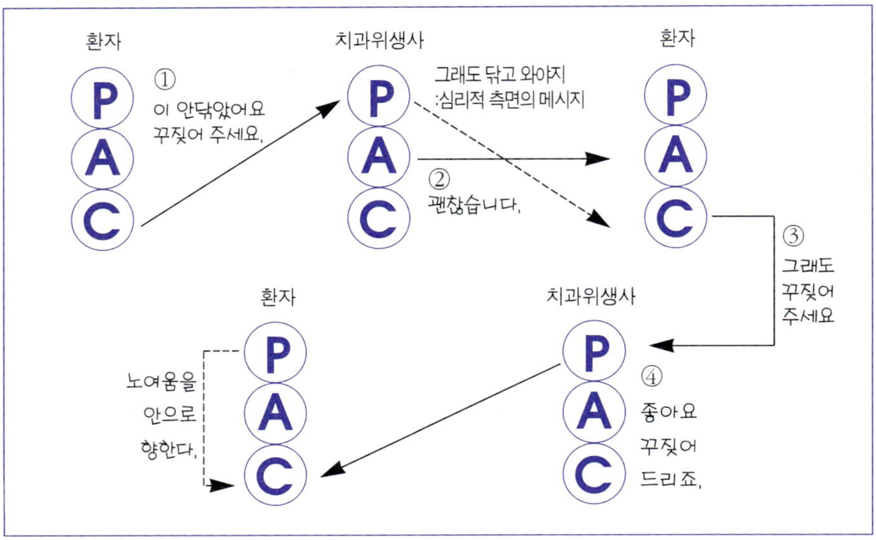

그림 10-4 '꾸짖어 주세요(kick me)' 게임

'꾸짖어 주세요(kick me)' 게임은 그림 10-4와 같은 순서로서, 게임의 목적인 레드 스탬프(노여움)를 모을 수 있다.

(5) '당신 때문에 이렇게 됐다' 게임

노여움의 레드 스탬프를 모으기 위하여 때때로 연출되는 것으로, '당신 때문에 이렇게 됐다'는 게임이 있다.

이 게임은, 치과병원에서 관리자가 치과위생사의 업무태도를 관찰하다가 잘못을 발견하여 지적할 때에 연출될 수 있다. 만약 치과위생사가 그 잘못에 대해 책임을 진다고 하기보다는, 관리자 쪽을 뒤돌아보며 "당신 때문에 이렇게 됐어요!"라는 노여움의 태도를 갖고 말한다면, 자신의 잘못에 대해 타인을 나무라는 것에 의해 레드 스탬프를 모으는 것이다.

만약 이런 일이 여러 번 계속해서 일어난다면, 관리자는 공포나 죄악의 스탬프를 모으게 되고, 부하직원을 혼자 내버려두게 된다. 결국 부하직원은 이 게임의 목적인 고립을 달성한다. '당신 때문에 이렇게 됐다' 게임을 하는 사람은, "내가 잘못을 저지른 것은 당신 탓이고, 나는 결백하다"라고 하여 레드 스탬프 대신 화이트 스탬프를 수집하여, 결백함의 감정을 모으는 경우도 있다.

(6) 'Hurried' 게임

자기 학대 게임이라고도 하는데, 최종적으로는 의기소침하든지, 억울한 상태가 되는 것을 정당화하기 위하여 연출되는 것이다. Hurried 게임을 연기하는 임무를 맡은 사람은 무슨 일이건 "Yes!"라고 하고는, 스스로 자진해서 아침 일찍 와서 저녁 늦게까지 일하고, 주말에도 일을 떠맡으며, 일거리를 서류가방에 넣어 집에 가지고 돌아간다. 심지어 통근버스나 전차 속에서도 일거리를 검토한다.

이처럼 일정기간 동안 마치 슈퍼맨처럼 행동하지만, 결국 겉모습은 자기학대의 양상을 반영하기 시작한다. 머리를 조금 흩트리고 수염도 제대로 안 깎고 눈은 충혈된 채 회사에 나가, 업무를 진행할 수 없을 정도가 된다. 신체적 · 정신적 건강도 손상된다. 억울한 감정을 수집해서 가득 모으기 때문에, 마침내 의기소침하고 우울해져 역할을 만족하게 완수할 수 없게 되는 것이다. 이 게임은 주부, 학교 선생, 학생, 직장인 등에서 흔히 볼 수 있다.

(7) '어부지리' 게임

통상 3명이 행하는 게임으로 어부지리 게임이 있다. 예를 들면, 어느 환자가 A의사에게 "B선생님이 A선생님을 돌팔이 의사라고 했어요" 라고 작은 목소리로 속삭인다. 그리고 이번에는 B선생에게 "선생님, A선생님이 B선생님을 돌팔이 의사라고 했어요" 라고 소곤거린다. 이후 A의사와 B의사가 복도에서 마주치면 서로 말도 않고 얼굴을 외면한 채 지나쳐 버린다. 모든 광경을 뒤에서 보고 있는 그 환자는 '당신들은 Not OK야' 라는 입장을 확인하게 되는 것이다. 이런 종류의 게임은 직장과 가정에서 흔히 행해지고 있다.

(8) '라포(rapo)' 게임

심리게임에는 난이도, 강약 등에 정도의 차가 존재한다. 가벼운 것은 제1도, 중정도의 것은 제2도, 최고의 것으로 제3도의 게임 등으로 구분된다. 이러한 구분이 한 가지 게임에서 바뀌는데, 주로 여성이 남성을 유혹하는 척하다가 마지막에 퇴짜를 놓는 라포 게임이 그러하다.

예를 들어, 버스나 전차 속, 혹은 파티 등에서 여성이 아무렇지도 않은 듯이 짐짓 남성의 주의를 끌어놓고 막상 남성이 곁에 다가와서 말을 걸거나 하면, "뭐예요, 당신은!" 이라고 몹시 화를 내는 것이다. 이는 정도가 가벼운, 즉 제1도 정도이다. 그러나 제2도는 남성의 유혹에 순응하는 듯 한 행동을 취하던 여성이 남성으로부터 차라도 한잔 하자는 제안을 듣고 "나는 당신에게 관심이 없다니까요!" 라며 퇴짜를 놓는 것이다. 제3도는 상대방이 착각에 빠지도록 만들어 놓은 뒤 어느 날 갑자기 남성을 스토커로 경찰에 신고하겠다고 말하는 것이다.

(9) '알코올 중독' 게임

알코올 중독 게임은 주로 가정에서 부부 간에 벌일 수 있는 게임이다. 예를 들어 밤 11시가 넘었는데 아무런 연락도 없는 남편에게 화가 난 아내가 있다고 가정해보자. 아내는 어젯밤도 술에 취해 귀가가 늦었던 남편이 오늘밤 역시 회사 동료들과 어울려 들어오지 않는 남편에게 몹시 화가 났다. 이러한 상황을 남편의 입장에서 보면, 그의 흐느적거리는 걸음걸이는 '나는 몹쓸 남편이니까 부디 꾸짖어 주세요' 라는 게임을 시작하고 있는 것이다.

이러한 남편의 게임에 대한 대응으로, 아내는 현관 입구에서 빗자루를 들고 서 있다. 벨소리 후 문이 열리는 순간 아내는 "당신 정말 너무해!" 라고 목청 높은 소리를 지르며 빗자루로 내리친다. 이 상황에서 희생자는 정신적 · 신체적인 부정적 스트로크를 동시에 받은 남편이다.

화가 몹시 난 아내의 박해는 아침에도 계속된다. 소란스러움을 참다못한 시어머니는 "하루 종일 회사에서 고생스럽게 일하다 보면 참기 힘든 일도 있다는 것을 모르느냐!" 고 야단치며 아들을 옹호하는 말을 했다. 시어머니는 아들을 공격하는 며느리에 대한 감정이 좋지 않아 며느리를 구박하기 시작했다. 이러한 상황 변화로 인해 남편은 '어머니 덕분에 살았다' 는 안도의 한숨을 내쉴 수 있었다.

다음날, 남편은 어제 있었던 일을 모른 체하고 회사에 출근한다. 회사에서는 바보 게임으로 상사에게 야단을 맞고 친구들에게 위로를 받을 겸 귀가 길에 또 술을 마신다. 술을 마실수록 남편의 마음 속에는 Ⓟ가 조금씩 사라지고 취할수록 Ⓐ가 사라져, Ⓒ만 남게 되어 기세좋게 술주정을 계속한다. 이 남성의 '알코올 중독' 게임이 좀처럼 끝나지 않는 것은 집안에서 어머니, 밖에서 친구들인 구원자가 많은 것에 원인이 있다.

(10) 카프만의 심리극 삼각형과 'Kick Me'

카프만 박사의 심리극(드라마) 삼각형은, 번의 게임공식과 함께 심리게임을 이해하는데 상당히 중요한 것이다.

카프만의 심리극 삼각형이 가르치는 것은 자기가, 또는 타인이 그때그때 박해자, 희생자, 구원자 중 어느 역할을 연기하고 있는지를 알고, 자신, 또는 타인이 지금 여기서 무엇을 하고 있는지를 인식하는 것에 있다.

예를 들면, 치과에서의 환자-의사 간과 이들의 갈등에 휘말리는 치과위생사가 삼파전을 벌이는 게임에 있어서, 카프만의 심리극 삼각형 도식을 사용해 살펴보면 각각의 역할을 이해하기 쉽다(그림 10-5).

치과의사는 환자에게 치료를 종용한다. 이것은 박해자와 희생자다. 그러면 이 대 치과위생사가 구원자가 되어 환자의 힘든 사정을 치과의사에게 대신 이야기한다. 그것이 정도가 지나치면, 환자는 보다 못해 치과의사를 위하여 치과위생사에게 자신은 괜찮으니 참견할 필요가 없다고 말한다. 장면은 갑자기 치과위생사가 희생자로 바뀌고, 환자는 박해자가 되는 극적인 상황이 전개된다.

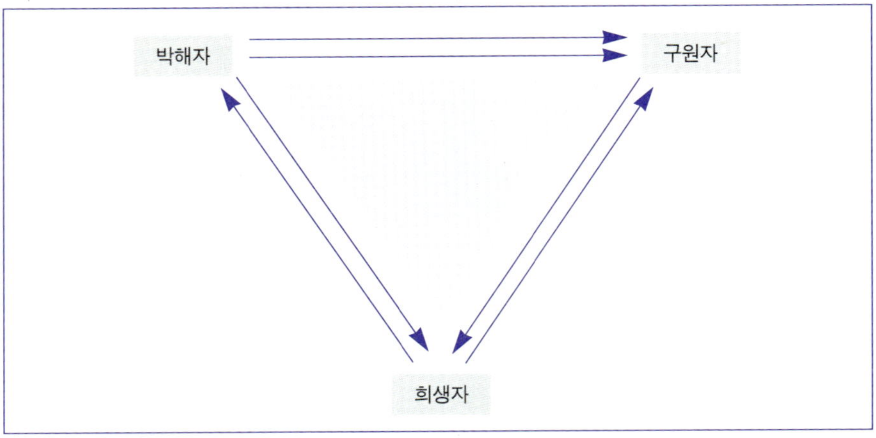

그림 10-5 카프만의 심리극(드라마) 삼각형

어느 곳이나 있을 수 있는 가정 심리극을 예로 들어 보자. 카프만의 심리극 삼각형 도식으로 살펴보기로 하자.

아버지가 귀가할 무렵인데 아들이 공부는 팽개쳐 놓고, 텔레비전 프로에 열중하고 있다. 이것은 '나는 몹쓸 아이입니다. 부디 꾸짖어 주세요' 라는 신호를 보내고 있는 것과 같은 것이다. 말하자면 게임을 시작하고 있는 것으로, 희생자의 역할을 하려고 하는 것이다.

아버지가 회사에서 귀가해서는 방문을 열자마자, 갑자기 "영수 너! 뭐야!" 라고, 게임에 들어가 버린다. 이 이후는 이미 박해자의 CP와 희생자의 AC의 교류가 된다.

보다 못한 어머니가 구원자의 역할을 한다. "여보! 그렇게까지 하지 않아도 되잖아요! 당신은 매일 술을 마시고 들어오면서, 뭐예요!" 라고 아들을 구하기 위하여 남편을 박해한다. 이것이 너무 지나치게 되면, 이번에는 영수가 자기 아버지를 구하기 위하여, "그렇게 말씀하지 마세요. 제가 잘못했으니까요, 하지만 엄마도, 평소에 제게 관심이 없으시잖아요." 라고 어머니를 박해한다.

이와 같이, 이 드라마는 2번, 3번 역할의 교대(자아상태의 변화)를 거듭하면서, 가정극을 꾸며 나간다.

이러한 심리게임에서 탈출하기 위해서 의자를 3개 또는 6개를 사용해 각각 박해자, 희생자, 구원자라는 좌석 표시로서 도장을 찍어 놓고 Role Play를 한다. 다시 말해 역할의 변화와 함께 연기자는 의자를 바꿔, 스스로의 역할과 입장을 인식하는 연습을 하게 하고 있다. 이러한 연습의 반복을 통하여 일상생활에 주의하게 하고, 교류태도를 바꿈으로써 게임을 중단할 수 있도록 도움을 주려고 의도하고 있다.

(11) 그밖에 흔히 있는 게임

이상의 것 이외에도 흔히 있는 게임의 테마는, 다음과 같은 것이다.

1) '타인의 흠을 들춰내기' 게임

'머리카락 길이, 옷의 스타일 등 아주 사소한 결점들만 없으면 너는 나무랄 것이 없을 텐데. 그것이 너의 모든 것을 망쳐 놓았어' 라고 하면서 진행된다.

2) '도와주고 싶었을 뿐이야' 게임

'내 충고는 아주 좋은 것인데, 왜 자기 마음대로 내 제안을 거절하지? 나는 단지 너를 도와주고 싶었을 뿐인데' 라고 하는 것으로, 〈Yes But〉의 게임과 함께 행한다.

3) '의족' 게임

"물론 그런 말을 해도 이 상담은 이루어지지 않을 거예요. 저는 어차피 여자이고, 볼품도 없고, 학력도 경력도 없고……. 어쨌든 이러한 핸디캡을 안고 있으니까요" 라고 하면서 자신의 단점을 가지고 행하는 심리게임을 말한다.

4) '열심히 했다' 게임

"잘 안됐더라도, 저를 꾸짖지 마세요. 여하튼 할만큼은 했으니까요" 라고 하면서 자신을 합리화시키는 게임을 말한다.

5) '찾았다' 게임

열심히 타인의 잘못을 찾다가, 어떤 조그마한 것이라도 발견하게 되면 즉시, "네가 잘못한 것을 발견했다. 자, 너를 혼내 주겠다!" 라고 하는 게임이다.

4. 심리게임의 특색

이상으로 게임에 관하여 번의 게임공식과 카프만의 드라마 삼각형과 함께, 많은 게임의 예를 들었는데, 이제부터는 게임의 특색을 공부하여, 게임에 대한 이해를 보다 확실히 하고자 한다.

(1) 숨겨진 의도

모든 게임은 표면적으로 보면 정말로 그럴듯한 사교적인 상보적 교류이지만, 그 이면에는 반드시 별도의 의도가 숨겨져 있다. '바보게임' 의 이면에는 게임을 시작하는 사람인 환자 쪽에, '아무리 설득하려 해도 그렇게는 안될 걸' 이라는 의도가 무의식적이지만 숨겨져 있다. 이러한 의도라든가, 게임의 목적은 아주 여러 갈래로 나뉘어져 있는데, 에릭 번과 그 후계자들에 의해 정교하게 분류되어 있다.

(2) Ⓐ에 의한 인식 없음

게임에는 게임을 시작하는 자와, 거기에 대응하는 자가 있는데 쌍방 모두 게임을 하고 있다고 하는 의식 없이 행해지기도 한다. '예, 하지만(yes, but)' 게임의 경우에서도 환자, 의사 쌍방이 게임을 하고 있다는 것을 의식하지 않고 행하다가, 의사가 환자의 말에 더 대응하지 못하고 '나는 무력하다' 라고 느껴 Not OK로 끝나게 되는 것이다.

(3) 전환과 결말

이와 같이 게임에 대응한 의사가 궁지에 몰리게 되어, 엉겁결에 화를 내게 되는데 이때 자아상태의 전환이 일어난다. 그때까지의 Ⓐ대 Ⓐ의 표면적 상보교류는 갑자기 Ⓟ대 Ⓒ로 전환되고, 혼란한 중에 'Not OK감정' 을 결말로 맞이한다. 이런 상황을 예를 들어 표시하면 다음과 같다.

"문제가 있습니다."

"예, 하지만……" (게임개시)

"도와 드리지요."
"그렇게는 안 될 것 같습니다." (게임교류)
"예, 하지만…"
"휴, 이제 마음대로 하십시오." (교차교류=전환)
Not OK가 된다. (결말)

(4) 반복하여 행할 것

이상과 같은 일이 가끔 한 번 정도 있다고 해서 반드시 게임이라고는 하지 않는다. 특정한 심리를 원인으로 하여 똑같은 어법과 태도를 반복하여 행할 경우, 비로소 심리게임이라고 부를 수 있는 것이다.

(5) 인생태도 확인

반복하여 행해지는 게임의 결과는 반드시 스스로의 인생 태도를 확인 · 강화하게 되는 것이다. '예, 하지만' 게임은, 유아기 때부터 부모가 문제에 대해 전혀 회답을 주지 않는 방식으로 기른 결과, 어떻게 하면 좋을지 가르쳐 주는 사람 없이 성장한 사람에게 흔히 나타난다. '타인은 Not OK다' 라고 하는 인생태도를 가진 사람이 행하는 것이고, 또 그러한 자신의 생각에 잘못이 없다는 것을 증명하기 위하여 행하는 것이라고 할 수 있다.

인생태도의 4가지 Position 중, 제1포지션인 '나도 OK- 당신도 OK' 를 제외하고, 그 외의 다른 태도를 증명하는 것이 된다.

(6) 부정적 스탬프 수집

게임은 2명 이상의 player에 의해 행해지는데 그 결말에 있어서는 대개 부정적인 스탬프의 수집이 행해진다. 이것은 어린 시기의 오랜 부정적 감정을 강화하고, 자기가 취한 인생태도가 잘못이 아니라는 것을 재확인하여 스스로의 인생각본을 더욱 촉진시키는 것이 목적이다. 스탬프 수집의 결과는, 오래된 원한의 감정을 폭발시키는 구실이 되고, 게임의 종말로서 그것을 달성시키는 것이다.

(7) 시간의 구조화가 용이

사람이 심리게임을 행하는 것은 시간의 구조화가 용이하기 때문이다.

일상은 권태롭고, 집에 종일 있다보니 지루하다. 또한 활동(일)은 힘들고 괴로운 일이며, 친교는 깨어질 것을 생각하면 두려워서 할 수 없다고 생각한다. 그러므로 잡담의 시작이 계기가 되어 게임에 들어가면, 어느새 시간이 흘러가 시간의 구조화가 달성된다. 시간의 구조화는 업무를 진행하거나, 회의석상, 친구 또는 동료들과 술집 등등 시간과 장소를 구애받지 않고 적당한 상대방만 있으면 시작된다. 국가의 시책이나 회사의 제도, 조직 구성원과 이웃 사람들의 비난과 험담 등을 교환하다가, 결국 어찌할 수 없는 자신의 무력함, 무능함을 느끼고 또 다시 부정적인 스탬프를 모으면서 대화가 끝나는 일이 셀 수 없이 많아진다.

앞부분에서 설명한 게임의 공식을 참고로 하여, 대화하는 상대방이 제도와 타인의 험담과 푸념을 시작해서 게임에 들어갔구나 생각하면, Ⓐ에 의한 인식이 되어 이야기를 도중에서 중단하여 종말을 맞는 일을 피할 수 있기 때문에 게임을 회피할 수가 있다.

지금부터 심리게임에서 탈출하여 '게임프리' 가 되는 방법에 대해 생각해 보기로 하자.

5. 심리게임의 관리방법

이런 과정의 목적은 심리게임에서 탈출(게임 프리)하는 것이다. 그 방법에는 다음과 같은 것이 있다.

- 우선 자기가 참여하고 있는 심리게임을 인식한다.
- 심리게임에 대해 자기가 시작한 것인지, 응하는 쪽인지를 알아낸다.
- 자신이 게임을 시작하는 쪽이라면 시작하는 것을 그만둔다. 스스로 게임에걸려들기 쉬운 타입이라면 게임을 걸어온 상대방에 대한 대응에 의식적인 신경을 쓰도록 한다.
- 만약, 게임에 들어간 것을 알았다면, 교차교류를 보낸다.

- 게임이 이루어지지 않도록 자기와 상대를 디스카운트하지 않는다.
- 그레이 스탬프보다도 골드 스탬프의 교환을 한다.
- 박해자 연기를 하지 않는다 - 불필요하게 타인을 비평하지 않게 한다.
- 희생자 연기를 하지 않는다 - 자율적인 일을 남에게 의지하는 것을 그만둔다.
- 구원자 연기를 하지 않는다 - 원조를 필요로 하지 않는 사람을 돕는 것을 그만둔다.

6. 조직활성화를 위한 계획

(1) 주체적 존재로서의 개인

'자신은 자신의 주인' 이라는 말은 자기의 행동은 자신의 책임이라는 뜻이다. 예를 들어, '깨운다, 남이 깨워 준다' 등의 표현은 타율적이고 주체성이 결여된 말로 과보호 → 응석의 결과로서 나타난다.

카운셀링 등에서 흔히 이야기하는 자주성이나 주체적 존재라는 것을 나타내는 표현은 '스스로 일어난다' 가 된다.

많은 사람들이 일반적으로 타벌적 표현('당신 때문에 이렇게 됐다' 게임)을 이용하는 것도 스스로의 책임으로 돌려야 할 것도 타인의 탓으로 하는 경우가 많기 때문이다. 주체성의 결여이거나, 카프만의 드라마 삼각형의 '희생자' 를 연기하고 싶어하는 각본의 결과라고도 할 수 있을 것이다.

당신이 스스로를 '학대' 하는 만큼, 다른 사람은 당신에게 그렇게 하지는 않는다. 스스로를 신체적 · 정신적으로 '학대' 하는 행위(폭주를 한다, 하루 세갑이나 담배를 핀다, 포식한다, 밤늦게 자고 아침에 늦게 일어난다, 과로한다, 운동을 하지 않는다, 노는 것을 모른다, 불평 불만을 늘어놓는다, 푸념과 후회의 감정에 빠진다, 하고 싶은 말을 못하고 지나간다, 감정을 억누른다, 쓸데없는 걱정을 한다, 죄악감을 갖는다 등)는 일일이 셀 수 없을 정도이다. 그러나 주체성이 결여된 사람은 자신의 잘못으로 일어난 일로 인한 피해에 대해 다른 사람을 원망하며 '당신 때문에 이렇게 됐다' 는 심리게임으로 마무리하고 만다.

스스로를 책임자는 주체적인 의식이 높아지면 늘 자기 컨트롤을 행하게 되므로, 결국 신체적 · 정신적으로도 건강한 수준을 유지할 수 있게 된다.

(2) 새로운 인생각본과 조직 활성화

1) 인생각본에의 인식

인생각본 형성에의 과정과 그 메카니즘을 학습했으므로 이제 그것에 맹종할 필요가 없다는 사실도 깨달았을 것이다. 인생각본으로부터의 탈출이야말로 이번 교육의 중요한 목적인 것이다.

자신의 인생각본 중, 자기 인생에 있어서 바람직하지 않다고 생각되는 부분을 인식한다면 그것을 수정하기 위하여 결단할 필요가 있다.

무엇을 어떻게 재결단하고 실행을 어떻게 할지에 대한 문제는 개개인에 따라 다르므로, 타인에게 의존할 수 없는 자기 자신의 문제가 되는 것이다.

2) 조직 활성화와의 연계

조직이란 여러 사람이 모여 함께 활동하는 곳이다. 기능적으로는 업무를 분담하고 다시 통합하여 조직 전체의 목표를 효과적으로 달성하고자 노력하는 집단이다.

그러나 현실적으로는 조직이라는 집단활동이 원활하게 이루어져서 개인활동을 초월하는 상승효과(synergy)를 창출하기보다는, 비생산적인 심리적 갈등으로 인하여 상호간 지나친 경쟁, 비협력, 대립 · 적대 등으로 크나 큰 부정적 효과를 나타내고 있는 것이 다반사이다.

이번 교육을 통하여 자기 자신을 올바르게 성찰하고 혁신(인생 재결단)하여 조직 내에서 이루어지는 비생산적인 심리게임을 적절히 관리하며, 조직원 상호간 바람직한 인간관계를 확립하고 더 나아가 협력과 팀워크가 발휘되는 생산적인 조직풍토를 조성할 수 있어야 한다.

즉, 자기 성찰과 혁신, 이를 통한 자기 인생에 대한 재결단이 개인의 삶의 질을 향상시킴은 물론 조직 활성화를 통해 조직 전체의 성장과 발전에도 이바지할 수 있게 되는 것이다.

11 인생태도와 OK-OK 삶

교육목표

1. 인생을 살아가는 태도를 유형화할 수 있다.
2. 태도에 따른 삶의 방식을 이해할 수 있다.
3. 인생을 구조화할 수 있다.

◈ 인생태도와 OK-OK 삶

어린이는 5, 6세가 될 때까지의 경험을 결정화시켜, 자기 자신의 가치에 대해 나름의 생각을 하게 된다. 그와 동시에, 다른 사람의 가치에 대한 생각도 명확한 형태를 갖춘다. 장차 성격의 부분이 될 부분으로 특정방식의 행동을 한다. 자신과 타인에 대한 결단을 할 무렵의 유아들의 행동은 성인이 보기에 비현실적이라 생각할지도 모르나, 그렇게 학습되고 행동양식이 굳어가는 것이다.

1. OK와 NOT OK의 의미

3~4살 무렵의 유아가 다른 사람들로부터 놀림을 당하거나 바보 취급을 당하게 되면, 그 유아는 자신이 바보이고, 모든 사람들이 그것을 알고 있다고 결정을 내릴 수 있으며, 앞으로 그러한 방향으로 행동하게 된다. 그 유아는 '나는 OK가 아니다. 그러나 다른 사람(자신 이외의 사람들)은 OK다' 라는 인생태도를 자신의 각본(인생대본)으로 하여 살아가게 되는 것이다. 학교에 다녀도 실패만 거듭하고, 그로 인해 자신이 무능하다는 생각은 더 강하게 굳어지게 된다.

- **OK의 의미** : (OK feeling) 영리하다, 강하다, 좋은 인간이다, 천사 같다, 유복하다, 청결하다, 정직하다, 알고 있다, 아름답다, 사랑 받고 있다, 남보다 뛰어나다, 쓸모 있다, 할 수 있다, 하면 잘한다, 성공한다, 자유롭게 행동할 수 있다, 관대하다, 즐겁다 등 좋다, 유쾌하다 등
- **Not OK의 의미** : (Not OK feeling) 어리석다, 열등하다, 고집스럽다, 악마 같다, 살 가치가 없다, 유복하지 않다, 둔하다, 무력하다, 작다, 추하다, 약하다, 무가치하다, 사랑 받지 못하다, 실패한다, 쓸모없다, 무지하다, 모자라다, 틀려 있다, 자유롭게 행동할 수 없다, 나쁘다, 불쾌하다 등

(1) 인생태도의 성립

사람은 성인이 되어감에 따라 가정과 직장에서 자신의 인생태도를 행동으로 나타내고, 스스로 결정한 방향을 실행한다. 때때로 실수를 저질러 부모나 직장상사로부터 꾸중을 들으면, 스스로를 어쩔 수 없는 존재로 느끼며, 특유한 인생태도를 유지한다. 대개 사람의 인생태도는 다음과 같은 2가지의 기본적인 질문과 관계가 있다.

- 나는 도대체 이 세상에서 어떠한 존재인가? (OK인가? Not OK인가?)
- 다른 사람들은 나에게 있어 어떤 존재인가? (OK인가? Not OK인가?)

여러 가지 결단은 인생태도의 기초를 이루는 것이다. 그러한 인생태도는 긍정적이건 부정적이건 간에 관계없이, 의식하지 못한 채 각본의 역할(박해자, 희생자, 구원자)로 결정되어 간다.

예를 들면, '나는 OK가 아니지만 당신은 OK다' 라는 감정을 마음 속에 품은 사람은 직장동료나 배우자, 친구들에게 습관처럼 "정말 놀랐어. 너는 무엇이나 잘하는 것 같아. 나는 아직 잘 안 되는 일 천지인데 말야" 라는 말을 할지도 모른다. 이와 같이 인생태도가 결정되는 것이다.

사람은 유아기에 부모 등의 양육자로부터 받는 스트로크의 질과 양에 의해 다음과 같은 결론을 내릴 수 있다.

1) 자신에 대한 인생태도를 결정할 때

- 나는 언제나 올바른 일을 행한다(I' m OK).
- 나는 무엇을 해도 잘 안된다(I' m Not OK).
- 나는 살 가치가 없다(I' m Not OK).
- 나는 누구에게도 뒤떨어지지 않는 사람이다(I' m OK).
- 나는 스스로 생각할 수 없다(I' m Not OK).
- 나는 훌륭한 두뇌를 가지고 있다(I' m OK).

2) 다른 사람들에 대한 인생태도를 결정할 때

- 사람들은 모두 근사하다(You' re OK).

>>> 사람들은 모두 형편없다(You' re Not OK).

>>> 사람들은 나를 도와준다(You' re OK).
>>> 사람들은 나를 놀린다(You' re Not OK).

>>> 사람들을 신뢰할 수 없다(You' re Not OK).
>>> 사람들은 모두 정직하다(You' re OK).

이러한 생각들은, 다음의 4가지 기본적인 인생태도를 결정짓는다.

>>> **제1Position** : 나는 OK이고, 당신도 OK다(I' m OK-You' re OK=자타긍정).
>>> **제2Position** : 나는 OK가 아니고, 당신은 OK다(I' m Not OK-You' re OK=자기부정-타인긍정).
>>> **제3Position** : 나는 OK이고, 당신은 OK가 아니다(I' m OK-You' re Not OK=자기긍정-타인부정).
>>> **제4Position** : 나는 OK가 아니고, 당신은 OK가 아니다(I' m Not OK-You' re Not OK=자타부정).

예를 들면, 대인관계에 있어서 A씨하고는 이야기하기 쉽지만, B씨와는 이야기하기 어렵다고 하는 경우가 종종 있다. 이는 기본적인 신뢰감의 존재 여부에 따른 것이다. 사람의 태도는 거울과 비슷할 때가 많다. 즉, 나 자신이 A씨를 받아들일 마음과 태도를 갖고 있으면, A씨 쪽에서도 나를 받아들이게 되는 것이다. 이러한 태도는 '나도 OK, 당신도 OK' 라는 자타긍정의 기본적 구조가 자신과 타인을 모두 신뢰하는 마음자세를 만들기 때문이라고 할 수 있다. 이 때는 늘 ⓅⒶⒸ의 균형을 취할 수 있는 마음상태로써 심신이 모두 안정되어 있으므로 상대방을 마음으로부터 받아들일 수가 있는 것이다.

이러한 자타긍정의 구조는, TA가 요구하는 목적의 하나로 되어 있다. 여기서 말하는 OK란, '사랑 받고 있다, 사랑 받을 가치가 있다, 자유로이 행동할 수 있다, 살 가치가 있다, 쓸모가 있다, 유쾌하다, 잘할 수 있다, 마음이 너그럽다' 등 모두 좋은 감정을 얻는 것을 의미한다.

그런데 이러한 OK감정은 대개 좀처럼 얻기 힘들다. 프로이드와는 다른 생각을 가진 심리학자 아들러(Alfred Adler, 1870~1937)는 "인간의 번민의 근원은 성욕이 아니라 열등감(Not OK 감정)" 이라고 했다. 이 이론에 의하면, 예를 들어 어린이는 몸이 작고 힘도 약하기 때문에 주위 어른들에 비해 열등하고, 게다가 그것을 보충할 만한 충분한 스트로크가 주어지지 않으면 '나는 OK가 아니고, 타인은 OK(자기부정, 타인긍정)' 의 태도를 몸에 익힌다는 것이다.

'OK가 아니다(Not OK)' 란 '사랑 받을 가치가 없다, 자유롭게 행동할 수 없다, 무력하다, 둔하다, 무엇을 사더라도 성공할 수 없다, 쓸 가치가 없다' 는 등 모두 좋지 않은 감정을 얻는 것을 말한다.

(2) 인생태도의 유형

그렇다면 여기서 인생태도의 4가지 유형에 대해 그 형성과 특색에 대해 알아보도록 하자.

1) 제1Position(I' m OK-You' re OK=자타긍정)

유아기에 부모 등의 양육자들로부터 따뜻한 마음과 유쾌한 스킨십(스트로크)을 받으면, 비록 말도 잘 하지 못할 정도로 어린 연령이라도 하더라도 자신과 타인(주로 모친)과의 사이에 싹트는 OK감정은 오랫동안 기억에 남는다. 또한 이는 시간이 경과함에 따라서 강화되어 '나도 OK, 당신도 OK' 라는 바람직한 기본적 인생태도가 형성된다.

고대 중국에서는 '사람은 태어나면서부터 그 본성은 선' 이라고 생각하는 성선설과, '사람의 본성은 악' 이라는 성악설의 2가지가 전해져 오고 있는데, 오늘날까지 두 가지 이론 중 어느 쪽이 옳은지에 대한 판정은 내려지지 않았다.

TA에서는 '본래 사람은 모두 왕자, 왕녀로서 이 세상에 태어난 것' 이라는, 성선설을 취하고 있다. 인생태도 4개의 포지션 중 제1포지션인 OK-OK를 선택하고 있다. 어린이들이 부모로부터 마음 속에서 우러나오는 따뜻한 스킨십과 언어를 받으면 심신이 모두 건강하게 자라서, 제1포지션인 '나도 OK, 당신도 OK' 라는 인생태도를 몸에 익힐 수 있다. 그러나 대개의 경우는 제2, 제3포지션을 몸에 익히는 경우가 많다.

2) 제2Position(I' m Not OK-You' re OK=자기부정, 타인긍정)

제2의 position은, '나는 OK가 아니지만, 당신은 OK' 라는 인생태도를 말한다.

사람이 OK-OK의 제1의 position을 취할 수 있도록 자라는 일은 거의 드물다고 한 이유는 나름대로의 배경이 있다.

생후 1년 미만의 아기는 어루만지거나 입을 맞추는 등의 스킨십(스트로크) 없이는 잘 자랄 수 없으며, 대개의 부모들은 이런 사실을 인지하고 있어 아기에게 사랑을 쏟는 데 정성을 다한다. 그러나 부모 자신의 기분이 언짢은 일이 발생하면 그 기분에 취해 아기를 안아주거나 어르는 행동에 소홀함을 보일 수 있다. 그 결과 아기는, 부모의 사정과 기분에 따라 스킨십이 달라지는 경험을 하게 된다. 아기의 기대, 즉 울면 우유를 주고, 소리치면 기저귀를 채워 주는 기대에 부모가 반드시 응해 주지 않을 때가 있다는 사실을 깨닫는 것이다.

이와 같은 Not OK의 감정은, 어느 사이엔가 어린이의 마음속에 쌓인다. 이외에도 자신의 생각대로 되지 않는 일들이 많다는 것을 경험으로 깨닫게 되면서, 마침내 자기 자신에 대해 Not OK라는 position을 만들어낸다.

예를 들면 치과의 진료시간이 충분하면 환자의 원하는 욕구를 모두 채워 주어 긍정적 스트로크가 한없이 주어지겠지만, 환자가 계속 많아서 치과위생사가 환자 한 명 한 명의 욕구에 따라 배려해줄 수 없는 한계가 발생하면 환자 개인에게 돌아가는 스트로크가 줄어들게 된다. 병원에 처음 방문한 환자의 경우 스트로크 없이는 행동할 수 없기 때문에 병원 직원들에게 불만을 표시한다든지, 사소한 것

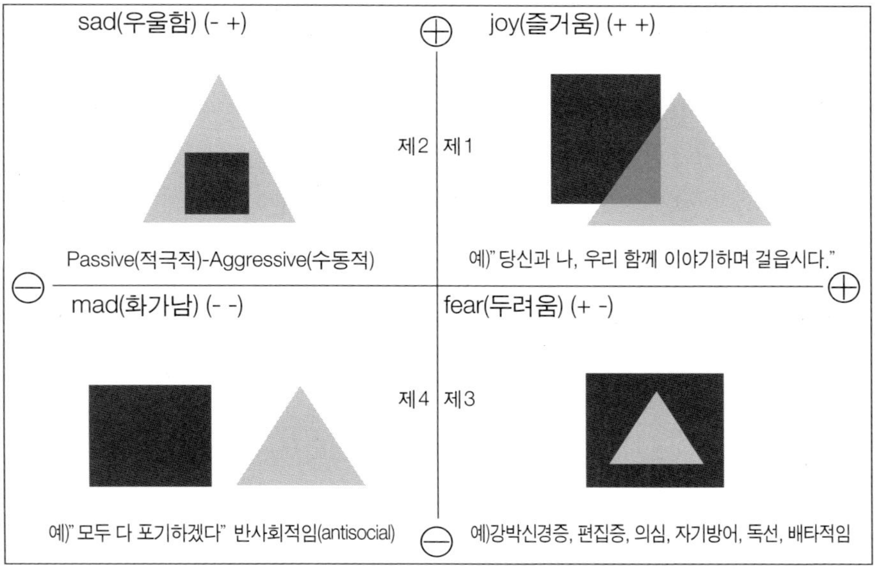

그림 11-1 인생태도의 4가지 Position(▲ 당신 ■ 나)

에 예민해지는 행동을 보이기도 한다.

때때로 치과위생사의 행동에 피곤함이 느껴질 수 있는데, 이는 부정적인 스트로크이므로 환자의 입장에서도 부정적으로 받아들이는 결과를 낳는다. 어떠한 형태로는 스트로크 기아를 푸는 것은 가능하지만, 부정적 스트로크일 경우 그때마다 환자는 그레이 스탬프를 모으기 때문에 Not OK의 태도가 되고 마는 것이다.

3) 제3Position (I' m OK-You' re Not OK=자기긍정, 타인부정)

환자가 처음에 확실히 OK라고 느꼈던 치과로부터, 때때로 부정적인 자극을 받는 일이 일어나고, 이런 일을 오랜 기간에 걸쳐 반복되면 어떻게 될까? 환자는 진료에 만족하지 못하고 다른 병원과 서비스를 비교하다가, 결국 병원을 옮기는 방법밖에는 없다는 결론을 내린다. 즉 자신만이 OK, 그 외에는 OK가 아니라는 입장을 취하게 된다.

	타인긍정		
자기부정	제2태도 • 거기에서 빠져나와 도망간다. • 회피, 의존 • 자기비하, 열등감, 우울 • 걱정, 불안 • "왜 그런지 말할 수 없지만, 사람을 피하려고 해요." • "다른 사람들을 대하기가 • 아무래도 힘들어요."	제1태도 • 남과 함께 잘해나간다. • 공존공영, 협력 • 자신을 왕자(또는 공주)로 생각한다. • "언제나 OK-OK로 접할 수 있고, 상대의 자유를 받아들일 수 있어요."	자기긍정
	제4태도 • 어찌할 방도가 없다. • 포기, 자기파괴 • 낙후, 절망, 발광 • "대체로 나는, 무엇을 해도 되지 않는 인간입니다." • "전혀 어찌 해 볼 방법이 없습니다."	제3태도 • 상대를 혼내준다. • 배타, 독선, 타벌 • 비난, 분노, 노여움 • "나는 아무래도 고집쟁이 같습니다." • "무언가를 할 때면, 남을 혼내주고 있었어요."	
	타인부정		

그림 11-2 'OK 울타리'

유아기에 만족을 주지 못하는 치과병원을 처음 접하면, '나는 OK이고, 치과는 Not OK' 라는 입장이 스스로를 방어하기 위한 인생태도로 정착할 수 있다. 이러한 태도를 가진 사람은 자칫하면 자기방어적이 되어, 자신은 항상 옳고, 틀린 것은 언제나 상대편이라고 느끼는 행동으로 일관하게 된다. 만약 자신이 잘못이 있다고 해도, 그것을 바르게 보려고 하지 않고 상대방에게 책임을 전가하려고 한다. 이러한 사람은 언제나 자신을 특별하게 대해주는 치과를 구하지만, 머지않아 그 치과 역시 희생자로 만들어 버리고 관계를 끝내고 만다.

이러한 태도의 사람은 심리적 갈등상태에서 박해자나 구원자의 역할을 한다.

4) 제4Position(I' m Not OK-You' re Not OK=자타부정)

사람이 태어나서 1년이 되기까지의 기간은 아주 모순된 인생을 체험하는 시기로, 그 정도가 강할수록, 또한 그 차이가 클수록 자기 자신이 뭔가를 잘 해내기에 불가능한 존재이고 주위 사람들도 위험한 존재라고 느낀다. 결국 세상으로부터 버림받은 감정에 빠지고, '나도 OK가 아니고, 타인도 OK가 아니다' 라는 제4의 position을 갖게 된다. 제4의 position은 4가지 인생태도 중 가장 최악의 것이다.

제4의 position을 가진 사람은 심리적 갈등상태에서 희생자의 역할을 한다.

(3) 인생태도의 혁신

일반적으로 사람들은 제1과 제4의 position보다, 제2 또는 제3의 인생태도를 유지하면서, 그 안에서 심리게임을 벌이며 살아가고 있다.

인간이 성장해 온 역사는, 때로는 사람을 극단의 입장(position)에서 규정짓는 일도 있지만, 일반적으로 마치 내리쬐는 태양과 같은 애정을 부모로부터 받고 자란다.

4가지 인생태도는 그 강도가 높지 않은 편이므로, 정신이상이나 자살, 타살 등에 연결되는 것은 아니다. 대개의 경우, 제2나 제3 position 근처에 기본적 인생태도(basic life position)를 두고, 때와 장소, 환경과 상태에 의해, 다른 position으로 이동하는 것이다.

TA를 학습함에 따라, 자기 자신이 어떠한 인생태도를 가지고 있는지 조사하여 스스로의 장점과 약점을 알아두는 것이 좋다. 자신이 속한 position은 유아기의 특정 상황 속에서 스스로 결정하고 성장함에 따라 견고하게 굳어진 것이다. 때문에 만약 바람직한 position이 아니라고 판단되면 빨리 탈출하여 밝은 인생, 서로 신뢰할 수 있는 인간관계를 만드는 제1의 position인 '나는 OK, 당신도 OK' 로 이행할 결심을 하고, 그것을 실행하는 일이 필요하다.

인생태도의 혁신을 도모하면, ① 내용의 이해 ② 자기분석과 평가 ③ 인지 ④ 목표의 설정 ⑤ 목표 달성에의 끝없는 노력 ⑥ 노력의 결과로서의 자기변혁이라는 프로세스를 밟는다. 스스로의 인생태도를 빨리 인지하고, 매일의 생활을 OK-OK의 자세로 바꾸어 이를 꾸준히 유지함으로써 밝고 보람 있는 인생을 만들어야 할 것이다.

(4) OK-OK로의 태도변화와 조직 혁신

1) 조직 생활과 인생태도

조직이나 직장에서 체험할 수 있는 4가지 인생태도를 다음과 같이 제시하도록 하겠다. 각 개인별로 또 다른 체험이 있을 것이므로, 여기서 그것들을 포함하여 생각해 보는 것도 좋을 것이다.

신입사원으로 입사해 근무 부서에 배치되었을 때

:"사람들은 누구나 자신의 일을 잘 해내고 싶어한다. 그래서 주변에서는 바쁘게 뛰고 있는 사람, 전화응대에서도 쾌활하게 말하는 사람, 각자 자기 일에 자신감과 열의를 가진 모습들을 흔히 볼 수 있다.

이에 비해 신입사원으로 입사한 나 자신은 어떠한가. 주위의 환경이 낯설고 직장 사람들의 대화를 알아들을 수 없고 자기가 해야 할 일에 자신이 없다. 내용도 이해하지 못하고 기계적으로 처리하는 상태이다."

이러한 신입사원의 심리상태는 자신이 없고 불안하고 소극적이며 무력하고 무가치하다는 생각을 하고 있는 것이다. 반면 주위의 상사나 선배는 능력이 있고 우수하다고 생각하는 마음자세를 갖는데, 이것이 바로 'I' m Not Ok, You' re Ok' 의 태도인 것이다(자기부정 - 타인긍정).

직장에서 비슷한 연령의 동료와 승진경쟁을 벌이다 패배하고 의기소침할 때 : 이러한 상태일 때에는 '언제나 혜택을 받지 못해 말단에서 원하지 않는 일만 담당해서 싫증을 느끼고 있는 사람' 이거나, '사물을 언제나 부정적 · 소극적으로 해석하고 타인을 신뢰한다든지 협조할 수 없는 유형의 사람' 의 모습을 갖게 되기 쉽다.

이와 같은 태도는 자신이나 타인에 대해 OK의 태도를 취하지 못한다. 항상 부정적이고 자신감이 없으며 열등감을 가지고 스스로 불행하다고 느낀다. 이러한 태도는 타인이나 자신의 인생에 대해서도 같아서, 타인에 대해 신용할 수 없고 믿을 수 없다고 생각한다. 결국 인생은 살 가치가 없다는 결론을 내리고 만다. 기본적으로 자신과 타인 모두 믿을 수 없고 될 대로 되라는 심리는 'I' m Not Ok, You' re Not Ok' 의 태도로써, 자신의 인생에서 패자의 자세를 취하는 것이다.

≫ **승진해서 처음으로 부하직원을 둔 관리자가 되었을 때** : 회사에서 관리자나 발주권한을 가진 담당자, 자금 관련 간부들에게서 간혹 '나(혹은 나의 입장)는 강하고 우월하며 정당하고, 저 사람(자신에게 지시를 받는 부하직원이나, 결제를 받아가는 거래처 직원)의 입장은 나보다 낮고 힘없고 약하고 믿을 수 없다' 는 잠재의식이 있음을 발견할 수 있다.

이와 같은 생각을 가진 사람은 강한 자기애적 입장을 취한다거나, 상대방을 공격 · 비난하고 압력을 가할 때가 있다. 이처럼 자신의 입장에 대해서는 긍정하고, 상대방을 부정적으로 보는 입장을 'I' m Ok, You' re Not Ok' 라고 한다.

≫ **살아가고 일을 하는 것에 항상 기쁨을 느낄 때** : 이러한 사람은 조직인으로서의 능력을 연마하고 일을 통해서 자신을 성장시키는 것에 보람을 느낀다. 또한 자신을 부정하지 않고 항상 전진을 도모하는 것에서 즐거움을 익히며, 자기의 입장과 역할을 귀중한 것으로 여기고, 이를 타인에게서도 가치 있는 것으로 신뢰받는다고 믿는다.

이처럼 긍정적인 입장을 가진 사람은 스스로를 인식하고 존중하는 정신을 타인에게 그대로 적용한다. 자신이 속한 조직에서 타인과의 인간관계에서 신뢰를 유지하도록 부지런히 노력하고, 상사나 선배 입장이 되어도 후배나 부하직원에게 권위적이고 독선적인 태도보다는, 친밀한 관계를 유지하며 함께 일하고 배우려고 한다.

기본적으로 인간에 대한 이해와 애정을 유지하며 인생을 긍정적 · 적극적으로 살려는 태도가 I' m Ok, You' re Ok의 자세이며 특징이다.

참 고 문 헌

1. 김순혜 외. 심리학의 이해. 문음사. 2005.
2. 김현택 외. 현대심리학의 이해. 학지사. 2003
3. 김정희 역. 현대심리치료. 중앙적성출판사. 1995.
4. 임칠성 역. 대인의사소통. 한국출판사. 1997.
5. 김규식 역. 치과환자의 심리. 군자출판사. 1995.
6. 김현수 역. 교류분석. 민지사. 1992.
7. 임석진 역. 정신현상학. 지식산업사. 1994.
8. 김규수 외. 교류분석치료. 형설출판사. 1996.
9. 이면노. 인간교류분석. 휴먼스킬. 1997.
10. 이태건 역. 이상심리학. 1988.
11. 이수원 외. 심리학. 정민사. 2002.
12. 우재현. 교류분석(TA) 입문. 정암서원. 1996.
13. 이형득 역. 의사소통의 실제. 중앙적성출판사. 1996.
14. 김영환. 임상심리학원론. 하나의학사. 1993.
15. 차문호 외 역. 행동치과학. 의치학사. 1991.
16. Altman, I. & Taylor, D. A. Social Penetration : The Development of Interpersonal Relationships. N. Y. : Holt, Reinhart and Winston. 1973.
17. Bennett, D. TA and the Manager. New York : A Division of American Management Association. 1976.
18. Bloom, J. W. "The effects of Transactional Analysis on the Self Concept, Locus of Control and Sociometric Styles of Sixth Grade Children" Changing Lives Through Re-decision Therapy. Doctoral Dissertation, Purdue University. New York : Brunner Mazel. 1973.
19. Carkhuff, R. R. Helping and Human Relations, Selection and Training (Vol. 1). New York : Holt, Rinehart & Winston, 1969a. 1969.
20. Clark B. P. "Empathic Transaction in the De-confusion of Child-Ego State." TA Journal 21/2. 1991.
21. Clarkson, P. "The Interpersonal Field In Transactional Analysis." TA Journal 22/2. 1992.
22. Corey, G. Theory and Practice of Counseling and Psychotherapy. 2nd ed. 1982.
23. Elson, S. E. "Recent Approaches to Counseling: Gestalt Therapy, Transactional

Analysis, and Relity Therapy." In H. M. Burks, Jr. & B. Stefflre (eds.). Theories of counseling. 3rd ed. NY : Mcgram-Hill. 1979.

24. Ellis, A. Reason and Emotion in Psychotherapy, New York : Lyle stuart. 1962.
25. Esther. M. Wilkins. Clinical Practice of the Dental Hygienist. Philadelphia, Lea & Febiger, pp.4-5. 1976.
26. Gazda, G.M. Group Counseling : A Developmental Approach, Allyn Bacon Inc. 1971.
27. Goulding, M. M. & Goulding, R. L. Changing Lives Through Re-decision therapy. N.Y.: Brunner/Mazel, Publishers. 1979.
28. Guerney, B. G. Jr. Relationship Enhancement. San Francisco, CA : Joy-Bass. 1977.
29. Harlow, H. F., & Harlow, M. K., Social Deprivation in Monkeys, Sci. : Am., pp.135-146, 207. 1962.
30. Harris, T.A. I'm OK-You're OK. New York : Harper & Row. 1969.
31. Harris, The Ok Classroom. Instructor, pp.32-83. 1973.
32. Hosea, R. H. "Marriage Enrichment Through Group Process with Emphasis on Communication" Dissertation Abstracts International, Doctoral Dissertation, Drew University, 1981, 42, 1211A. 1981.
33. Hansen, J. C., R. R. Steive, & R. W. Warner. Counseling Theory and Process. 2nd ed. Boston: Allgn & Bacon, 1977.
34. Harris, T. A. I'm OK-You're OK. New York : Harper & Row, Publishers. 1969.
35. Holland, G.A. "A Psychological theory of positions". Transactional Analysis. 1970.
36. James M. ,& Jongeward D. Born to Win : Transactional Analysis With Gestalt Experiment. Reading, Massachusetts: addison-wesley. 1971.
37. James M. ,& Jongeward D. Born to win : Reading, Mass : Addison Wesley, 1971 .Thomas, R. W. "A Group Comparison of Teaching Transactional Analysis Relative Internalization, Knowledge. 1978.
38. Jongeward, D., & M. James, Winning With people : Group Exercises in Transactional Analysis. Reading, Mass : Addison-Wesley Publishing Company. 1973.
39. Johnston, Christine & Ann. The Effects of Training in Transactional Analysis

Upon The Interpersonal Communication Transactions of Graduate Students in Supervision. 1985.

40. Leddy, S., & J. M. Pepper. Conceptual Bases of Professional Nursing. Philo : J. B. Lippincott Co. 1993.
41. McNeel, J. R. Re-decisions in Psychotherapy : "A Study of The Effects of An Intensive Weekend Group Workshop." Ph. D. Dissertation, The California School of Progressional Psychology. Monterey, California : Brooks./ Cole, 1982, pp.127-128. 1975. 42. Payton, O. D. Morriss, R .L. & Beale, A.V. Effects of TA Instruction on Empathy, Self-Esteem, Control. YA Journal, 9:3, pp.200-204. 1979.
43. Pearson, C, J. "An Experimental Enrichment Program for Navy Personal and Dependent Using Transactional Analysis" Doctoral Dissertation, Eastern Baptist Theological Seminary, 1975. Dissertation Abstracts International, 36, 3097B. 1975.
44. Papantones, M.A. "Transactional Analysis Group Program Designed to Increase the Self-Actualization of Adolescent Males in a Resident Camp Setting as Measured by the Personal Orientation Inventory" Doctoral Dissertation, George Washington University 1977. Dissertation Abstracts International, 38, 6542A. 1977.
45. Rodriguez, R. F. "A comparison of Teacher Teaching Style With Student learning Style Through the Use of Transactional Analysis" Doctoral Dissertation, University of Nebraska-Lincoln, 1982. Dissertation Abstracts International, 43,35501A. 1982.
46. Russel, B. M. "Didactic Group Counseling as it Effects the Trainable Mentally Retarded' s Self Concept, Communication Skills, Peer Acceptance and Perceived Social Standing" Doctoral dissertation, University of Maryland. 1980. Dissertation Abstracts International, p.41, 2523A. 1980.
47. Stewart, I., & Joines V. S. TA today. Nothingham and Chapel Hill : Life Space Publishing., p.3. 1987.
48. Tannebaum, M. A. "An Analysis of Communication Patterns Between Student, Teachers and University Supervisors With Training in Transactional Analysis". Doctoral dissertation, University of oregon 1977. 1977.

49. Talcott Parsons and R. F. Bales. Family Socialization and Interaction Process, Glencoe, Lllinois, pp.4-45. 1974.
50. Thomas, R. W. "A Group Comparison of Teaching Transactional Analysis Relative to Internalization, knowledge, and Communication skills" . 1978.